食べてよく寝て鍛えなさい

鳥越俊太郎
Shuntaro Torigoe

内外出版社

装丁・デザイン・イラスト　おおつかさやか
写　真　村上兼久／カバー・表紙
校　正　川平いつ子
企画・編集　さくらエディション（未来工房）
協　力　池澤　智
永山久夫
三橋美穂

はじめに　いまの僕は〝がんになる前〟より元気

僕はいま76歳。「後期高齢者」の仲間入りをし、しかも「がんサバイバー」です。

でも「いまは、がんになる前より〝元気〟」と胸を張ることができます。

僕は65歳で大腸がんになり、肺と肝臓に転移し、一時は死を覚悟したこともあります。幸い、治療が功を奏しすっかり回復し、いまはがんの最後の手術から7年がたち、「五年生存率」もクリアしています。

転倒をきっかけに認知症になった母の老いていく姿を目の当たりにしたことや、腰から脚にかけての痛みで歩けなくなった自分自身の「老い」の自覚から、70歳のときに「肉体改造」をしようと決意しました。それまで僕は運動らしい運動をしたことがなかったことから、僕自身の「創立70周年記念事業」と銘打ち、一念発起してジムに通い始めました。いまでは週に3回、トレーニングに励んでいます。主な内容は「歩く」ことに始まって、下半身を鍛えることに重点を置き、「転ばぬ先の体づくり」を心がけています。

トレーニングをつづけていくうちに、体の内部からエネルギーが沸き起こってくるのを感じることができます。76歳の僕でも、若い人と同じスピードで歩けると自負しています。だからいまの僕は〝がんになる前より元気〟なのです。

最近「ロコモティブシンドローム」が騒がれています。「老化は下半身からやってくる」のです。下半身の筋肉の衰えが転倒を招き、その結果「寝たきり」「認知症」につながりやすいことがわかってきました。そこで本書は「下半身の衰え」を防ぐため、自分でできる「下半身鍛錬メソッド」をわかりやすく紹介してあります。

いまや〝人生100年〟時代。僕は人生、これからが本番という思いもあって、今回都知事選にチャレンジしました。「年齢が問題」「体調が心配」と好意・悪意とりまぜてご批判いただきましたが、本人は選挙中すこぶる快調。これもトレーニングのおかげだと思います。本書がみなさんのよき指南書になることを願って！

2016年8月

鳥越俊太郎

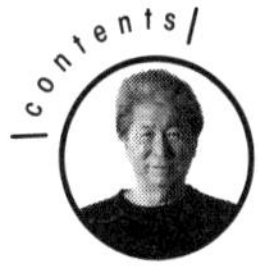

contents

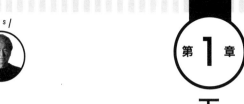

はじめに……3

第1章 下半身を鍛えれば、〝老化〟は防げる!

70歳から〝肉体改造〟に挑戦……12
転倒・骨折の繰り返しで母が認知症に!……15
年をとるにしたがって筋肉量が減っていく……18
いちばんの原因は体を動かさないこと……21
コラム「ロコモ」とは?……22
下半身の強化が肥満解消と要介護防止に役立つ……26
〝創立70周年記念事業〟として自分を鼓舞……29
ちゃんと歩いているつもりが危ない……35
健康寿命を延ばすことが大事……39

第2章

"1日10分"の筋トレが「老けない体」をつくる!

運動・睡眠・食事の3つが健康維持の鍵……41
自然の流れに身をゆだねて生きる……43
「努力しない」「いい加減に生きる」「何とかなるだろう」の精神……45
骨粗しょう症患者の8割は女性!……50
骨を強くするには何を食べる?……52
骨粗しょう症予防にはウォーキングがおすすめ……54
きれいな姿勢を保つために必要なこと……57
腹式呼吸をマスターしよう……60
「スクワット」で大腿四頭筋を鍛えよう!……64
いくつになっても筋肉は鍛えられる……67
ストレッチでひざ痛や腰痛のお悩み解消……79

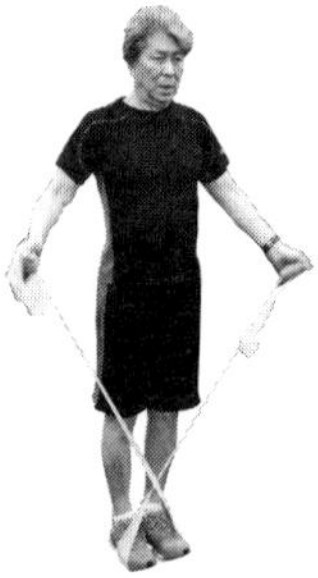

contents

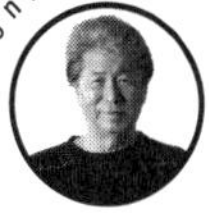

トレーニング・メニュー

■正しいウォーキングをマスターする……56
■きれいな姿勢を保つ骨盤体操……59
■基本の「腹式呼吸」のやり方……62
■大腿四頭筋を鍛える①「スクワット」……71
■大腿四頭筋を鍛える②「ドロップスクワット」……72
■内転筋（太ももの内側）を鍛える「片脚上げ」……74
■大臀筋とハムストリングスを鍛える「インバース ハムストリングス」……75
■大胸筋を鍛える①「腕立て伏せⅠ」……76
■大胸筋を鍛える②「腕立て伏せⅡ」……77
■腸腰筋を鍛える「レッグレイズ」……78
■「肩こり」予防・改善ストレッチ……81
■「ひざ痛」予防・改善ストレッチ……82
■「腰痛」予防・改善ストレッチ……84

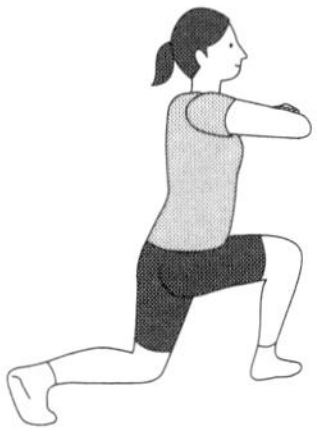

第3章

食文化史研究家・永山久夫さんに聞く〝究極の長寿食〟

長生きは「胡豆魚梅参茶《ごまさかうめじんちゃ》」を摂ることから

自前の「健康力」で2025年問題を乗り切る!……88
戦国武将たちは意外に長命だった!……93
鷹狩りには足腰を鍛える効果があった……97
ストレス解消が上手な武将が生き残った……101
食文化は地方色豊かだからおもしろい……105
青魚には、血液をサラサラにして認知症を予防する効果も……108
古代の日本人は何を食べていたか……110
栄養学は時代とともに変化している……113
がんになって食生活ががらりと変わった……117
ストレスをためたことがない……120

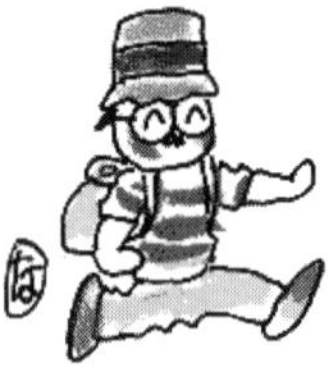

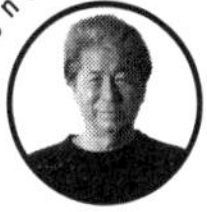

脂肪細胞が分泌する長生きの因子「アディポネクチン」……121
東京オリンピックまでは元気でいたい……124
最後の晩餐に食べたいものは?……126

第4章 シニア世代こそ〝質のいい眠り〟を

快眠セラピスト・三橋美穂さんが教えてくれた「快眠術」

最近の睡眠薬は安全性が高い……132
年をとると睡眠時間は短くなる!……135
睡眠トラブルが認知症を引き起こす!……139
運動が眠りの質を高める!……142
飲酒の習慣が、睡眠の質を低下させる……145
シニア世代の睡眠時間は6時間……147
暖色系の照明が眠りを誘う……153

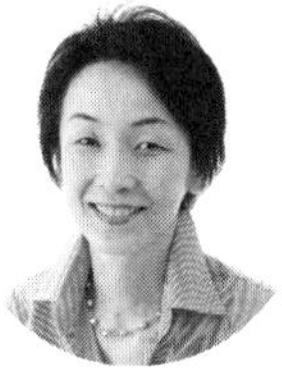

そば殻の枕じゃないと眠れない……156
コラム 三橋さんおすすめの枕&パジャマ……157

第5章

がんを〝友〟として生きる

がんは若い女性のほうが危ない!?……162
「10年生存率」で見えてくるがんの傾向……167
がんとは一生付き合っていく!……170
「がんになったらどうなるのか」好奇心のほうが勝っていた!……174
医療者と患者のあいだには溝がある……176
がんになって変わったことは、自然がいとおしく感じられたこと……178
がんの〝おかげ〟で健康になれた……180
葬式でわかった父の本当の姿……182
がんは恐るるに足らず……187
「天寿がん」も夢じゃない……189

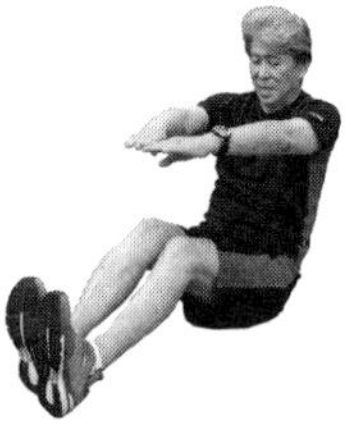

第1章

下半身を鍛えれば、〝老化〟は防げる！

70歳から〝肉体改造〟に挑戦

僕は65歳でがんになり、4度の手術による治療が功を奏して、いまから6年前に70歳の誕生日を迎えることができました。

正直にいえば、肺や肝臓に転移し、一時は「死を覚悟」したこともあるだけに、なんとか古希を迎えられたことは感慨深い。そのとき無性に、「新しいことに挑戦しよう」という気持ちになりました。これまでの自分を変えようと思ったのです。そして、3つのことに挑戦しました。

ひとつは**パーマをかける**こと。パンチパーマのように男性でもパーマをかけるのは珍しいことではありませんが、僕は70歳を迎えるまで一切、パーマをかけたことはありません。「1回ぐらい体験してみようか」と軽い気持ちでした。

その裏には、子どもの頃に体験したある情景があったのです。

僕が子どもだった昭和20年代は、戦後のモノのない大変な時代でした。しかし、お正月は特別で、雑煮などを用意して新年を迎えていました。僕がいまでも鮮明に覚えているのは、元旦にパーマをかけて改まった母の姿でした。

大みそかの晩には家族みんなで食卓を囲み、僕ら子どもを寝かせると母は夜中の2時3時にもかかわらず、近所の美容室に行ってパーマをかけてきたものでした。そのまま一睡もせずに元旦を迎え、雑煮などをつくってくれました。

朝起きて、パーマをかけた華やいだ雰囲気の母を見るのは、子ども心にうれしいものでした。「ああ、パーマをかけた女性の姿もいいな」と、心のどこかにずっとしまい込んでいたのでしょうか。齢70にしてその思い出が鮮明によみがえり、「ようし、じゃあ男の僕もパーマをかけてみようか」と思った次第。

ところが、パーマをかけてみたものの、髪はまとまらないし、家族には大不評。いや、さんざんの悪評で、パーマはそれっきり1回でやめました。パーマをかける女性の気持ちが少しは理解できたということにしておきましょう。

それともうひとつは、**社交ダンス**。大学時代に2か月ぐらいダンス教室に通って、一応、タンゴ以外は踊れるようになっていました。ダンスは嫌いではなかったので、もう1回再開して、「タンゴをちゃんと踊れるようになりたいなあ」と、再挑戦しました。

ところが、がんになってからのほうが、マスコミからの取材や講演の依頼などで忙しくなり、そのうえ腰から下の両脚がしびれ、とてもダンスどころではない、ということでまたもや中断。2度あることは3度ある！　近いうちにまた、社交ダンスに挑戦しようと思っています。

そして、3つめが、いよいよ本題の**「肉体改造」**です。

肉体改造に挑戦しようと思った大きな理由は、「老化は下半身からやってくる」ということを強く感じたからです。これは、身近で老いていく母を見ての実感です。

転倒・骨折の繰り返しで母が認知症に！

僕と母は、年がちょうど20歳違う。つまり、母は20歳で僕を産んだことになります。結婚したのは19歳、まだ高等女学校の学生だったそうです。卒業まで1年を残して、家族の反対を押し切って父と結婚し、翌年、僕を産んだというわけです。

僕が思春期を迎えた頃、母はまだ30代ですから、親子というより姉弟《きょうだい》のようでした。実際に一緒に歩いていると、よく姉弟に間違えられました。若くきれいな母親というのは、息子からすれば照れくさくもあり、自慢でもあるというような、ちょっと複雑な感情を抱くものです。

その母ですが、80代半ばまで元気に福岡でママさんコーラスの指導をしていました。母は、父と結婚しなかったら声楽家のプロとして活躍できたのではないかと思えるほど、透明感のあるソプラノの高音が魅力的な声の持ち主。母の実力からすれば当然なのかもしれませんが、いつの間にか福岡の「おかあさんコーラス連絡会」の会長を務めたり、地域のママさんコーラスの中心的な存在になっていました。そんな母の活動に対して、「福岡市民文化活動功労賞」もいただきました。

僕が最初の大腸がんの手術をしたとき、母は85歳になっていました。高齢にもかかわらず、「病室に駆けつけて看病したい」と、近所に住む妹を困らせたそうです。いやそれどころじゃない。本当に覚束ない足取りで病院までやって来ました。いくつになっても母親からすれば、子どもは子どもなんですね。

とはいえ、やはり80代半ばを過ぎると、ママさんコーラスの指導が体力的にきつくなってきて、後進に道を譲ることになりました。生き甲斐をなくしてしまったのが原因かわかりませんが、その頃から急に老いが目立つようになりました。

当時、母が住んでいた家は、バリアフリーではありませんでした。そのために、部屋の中で**ほんのちょっとした段差につまずいて、転倒**してしまったのです。高齢の女性の場合、**骨粗しょう症で骨がもろくなっている**ことが多く、ちょっと転倒しただけで骨折することも十分あり得ることなのです。母は、太ももの骨（大腿骨）が折れてしまいました。

それでも1度で済めば、それほど深刻な事態になることはなかったでしょう。しかし、母の場合は、せっかく入院・リハビリをして元通り歩けるようになっても、自宅に戻るとまたすぐ転倒して骨折してしまう……。

2度、3度と**長期入院を繰り返すうちに**、今度は**認知症の症状**が出てしまったのです。こうなると妹ひとりで母の面倒を見るのはとてもきびしくなり、僕ら5人兄弟で相談して、施設に預かってもらうことにしました。

最近では認知症の薬も開発されていますが、あれは症状の進行を遅らせるもので、認知症そのものを治すことはできません。

認知症がすすみ、母を見舞った長男の僕の顔すらわからなくなって、「あなた、どなた?」というような顔をされたときはショックでした。認知症であっても、調子のいいときは僕の顔を見ると、ニコニコ笑って、「来てくれてありがとう」といってくれているように見える。でも調子が悪いと、息子である僕のことすら忘れている。そんな母の姿を目の当たりにするのは、本当につらい。

でも、現実を受け入れるしかありません。老いは避けることができないなら、なるべくゆっくりと老いていきたいと思いました。そうだ、昔から、老いは下半身からやってくるというではないか。母の場合もそうだった。だったら、下半身を鍛えれば、老化を遅らせることができるのはないだろうかと思ったのです。

年をとるにしたがって筋肉量が減っていく

一般に、**転倒をきっかけに骨折して寝たきりとなり、認知症を発症する**というケースが多いようです。では、なぜ、ちょっとした段差などにつまずいて転倒してしまうのかというと、足腰の筋肉が弱ってくるからです。**人間の筋肉量は、**20代をピークに年々減少していき、**30歳以降は10年ごとに3〜8%ずつ減少していく**といわれています。70歳になると、30歳のときと比べ筋肉量は2〜3割減少していることになります。

それは老化現象であり、誰にでも現れます。
筋肉量は減っているのに、体重は一向に減らない、というよりむしろ増えていると
いう人は要注意です。筋肉量が減れば、その分、体重も減るのが普通です。ところが、
体重は減らないどころか、増えているということは、それだけ脂肪が増えていること
を意味しています。
僕ら人間は食事から栄養を摂取し、それを体内で燃やして活動するためのエネルギ
ーに変えています。この「食べたものをエネルギーに変える力」が代謝です。
代謝によって得られたエネルギーは、日常生活や運動しているときだけでなく、呼
吸や睡眠をしているだけでも一定量が消費されます。この何もしなくても消費される
エネルギーを**「基礎代謝」**といい、1日に消費されるエネルギーの70%を占めている
といわれています。
一方、歩いたり、仕事をしたり、スポーツなどをして日常生活の中で体を動かして
消費するエネルギーを**「生活代謝」**といい、約20%を占めています。さらに、残りの
10%が食べ物を消化・吸収する際に消費される**「食事誘発性熱産生」**といわれていま

す。

こうしてみると、食べ物から得られたエネルギーの大半は、生命維持のための基礎代謝に使われていることがわかります。その基礎代謝は年をとるにしたがって低下するのだそうです。その**基礎代謝が低下する原因は、筋肉量の減少にある**といわれています。

なぜ、筋肉量が減少すると、基礎代謝が落ちるのかというと、基礎代謝のうち約40%が筋肉で消費されているからです。

このように、年をとって筋肉量が減ると、代謝能力が低下して摂取したエネルギーが消費しきれなくなって、脂肪として蓄えられるようになります。これがシニア特有の肥満です。この**筋肉量が減り肥満することを**、最近では**「サルコペニア肥満」**と呼んでいます。このサルコペニア肥満になると、2つのリスクが高まるといわれています。

ひとつは、運動機能が低下して要介護のリスクが高まること。もうひとつは、肥満そのものが糖尿病や高血圧、動脈硬化といった生活習慣病を呼び寄せてしまうのです。

つまり、シニア世代は、筋肉量減少と肥満が重なるサルコペニア肥満になりやすく、その結果、運動機能が低下する、**「ロコモティブシンドローム（ロコモ＝運動器症候群）」**を引き起こすと同時に、生活習慣病になりやすくなるのです。

いちばんの原因は体を動かさないこと

ただでさえ年をとると筋肉が減少するのに、普段あまり体を動かさない生活をつづけていれば、ますます筋肉が減ってきます。すると、体を動かすのがおっくうになってきて、脂肪がたまってきて、肥満となり……という悪循環に陥ってしまいます。

もともと僕らの体は、あまったエネルギーを脂肪として体に蓄え、飢餓に備えているのです。２０１５年に榎木孝明さんという俳優さんが、飲み物以外は摂取しない「不食」生活を１か月つづけて話題になりましたが、１か月間、何も食べなくても水

「ロコモ」とは？

日ごろからの**運動不足**

↓

運動機能（とくに下半身）**の衰え・腰やひざの痛み** ＋ **肥満**

↓

筋肉が衰えて歩けず、
また骨も弱くなって**転びやすくなる**

↓

ちょっとした段差にも**すべったり、**
転んだりして**転倒する**

↓

骨折して寝たきりになる

↓

要介護の状態になってしまう

↓

自立した日常生活は送れない。
「健康寿命」が終わる

ロコモ 7つのチェック

要注意！　あなたはこんな状態になっていませんか？

- □ 立ったまま靴下がはけない
- □ しょっちゅうつまずいたり、すべったりする
- □ 手すりがないと階段の上り下りが不安
- □ 料理や掃除などの家事がおっくうになった
- □ それほど重くない荷物（2キログラム程度）を持ち帰るのが大変
- □ 15分以上、つづけて歩くことができない
- □ 横断歩道を渡り切る前に、赤に信号が変わってしまう

⚠1つでも当てはまるようならロコモの疑いが……

進行すると

骨粗しょう症

骨が弱くなっているので、ちょっとつまずいて転んだだけで骨折したりする。

変形性関節症

ひざ関節や椎間板、股関節の関節軟骨などがすり減って、痛みがひどくなったり、脚の曲げ伸ばしが十分にできなくなったりする。

変形性脊椎症

背骨に大きな負担がかかったりして骨が変形する。

脊柱管狭窄症

背骨が変形すると同時に、神経が圧迫されると、腰に痛みやしびれが出る。

参考：日本整形外科学会公認ロコモティブシンドローム予防啓発公式サイト

分さえ摂っていれば生きられるのは、脂肪の蓄えがあるからです。

ここでちょっと市販されている肉を思い浮かべてください。赤身と脂身といわれる白い部分がありますね。脂肪はその白い部分で、その色から**白色脂肪細胞**と呼ばれています。

最近の研究で、その白色脂肪細胞がさまざまな因子（物質）をつくりだして、私たちの体を健康に保つ役割を果たしていることがわかってきました。

この脂肪細胞が分泌している物質は「アディポサイトカイン」と呼ばれ、いま注目を浴びているそうです。そのアディポサイトカインのひとつが、**アディポネクチン**と呼ばれる物質。これについては、長年、長寿食の研究をしてこられた食文化史研究家で食文化研究所所長の永山久夫さんとの対談で詳しく述べてあります（第3章参照）。

実は、僕自身、永山さんから教えてもらうまで、脂肪細胞の働きについてはよく知りませんでした。それで調べてみたら、「無用な存在」どころか、とても有用な働きをしているということがわかって、「世の中には無駄なものはないんだなあ」と認識を新たにしました。

ただし、それは〝不良化〟するまえの脂肪細胞であって、太ってくるとだんだん狂暴化していろいろ悪さをしだすのです。たとえば、血圧を上昇させる物質を分泌するので高血圧になります。太った人に高血圧の人が多いのはそのためだったんですね。また、インスリンの働きを邪魔する物質も分泌するので、糖尿病になりやすくなります。糖尿病になると、血管に炎症が起こりますから、動脈硬化が進行するという具合に、病気の連鎖になります。

ここが人間、というより人間も含めた生き物の不思議さで、細胞が正常から異常に変化すると、とたんに不良化して悪さをするようになります。不良化するきっかけが肥満なのです。脂肪が脂肪細胞にどんどん蓄えられつづけると、細胞自身の肥大化と増殖が起こります。それが、肥満です。

肥満になると、それまで体にいい影響を与える物質（善玉）の分泌が減って、逆に悪玉と呼ばれる物質をつくって盛んに分泌するようになります。

結局、肥満がなぜ悪いかを脂肪細胞のメカニズムで解明できたということになります。ということは、**肥満を解消すれば、脂肪細胞はまた元のように健康を維持する成**

分を盛んに出してくれるということになります。脂肪細胞を敵に回すか、味方につけるかで、シニアの生活の質は大きく異なってくるといえます。

先ほど、筋肉量の減少が肥満の原因といいましたが、逆にいえば、**筋肉を増やせば、肥満は解消できる**のです。

下半身の強化が肥満解消と要介護防止に役立つ

肥満を解消するのに不可欠なのが、毎日の運動習慣です。具体的にどんな運動をすればいいのか、僕にはわかりませんでした。どんなトレーニングをすれば効果的にやせることができるのか、自己流ではむしろ回り道をしてしまいそうな気がしたのです。

そこで僕は肉体改造をするにあたって、スポーツジムに通うことにしました。若い頃に、野球や柔道をちょっとかじったぐらいで、ほとんど運動らしい運動をしてこなかったので、基礎からきちんとプロのトレーナーの指導を受ける必要があるだろうと考え、自宅から近いということもあって、六本木にある「トータル・ワークアウト」に決めました。

トータル・ワークアウトは、さまざまな分野のアスリートのパーソナル・トレーナーとして肉体改造を手がけたケビン山崎さんが始めたジム。三田にあった時期からその存在は知っていました。いまから20年ぐらい前になりますが、僕は品川に住んでいたので、ジムの前をいつも通っていたこともあって、「一度、行きたいなあ」とは思っていました。

でも、仕事が忙しいことにかまけていたら、がんになってしまって通う機会を失っていました。70歳になって「肉体改造に挑戦しようと思うけど……」と、僕が司会を担当していたBS朝日の『鳥越俊太郎　医療の現場！』（2015年9月26日放送終了）のスタッフに話をしたら、「六本木にトータル・ワークアウトがありますよ」と教えてくれました。六本木なら、当時テレビ朝日で仕事をしていたので、仕事場にも近いという地理的な要因が大きかったのです。

僕が肉体改造に挑戦しようと思った大きな理由は、母の老いる姿を目の当たりにしたことだといいましたが、もうひとつ、理由がありました。

それは、僕自身が60歳を過ぎたあたりから、脚が衰えたと感じたことがたびたびあったことです。仕事が終わって自宅のマンションに帰ると、廊下に毛足の長い絨毯が敷いてあり、その絨毯につま先がひっかかり、あやうく転びそうになりました。また、机やイスのあいだを通るとき、自分では通れると思っているのに、なぜか手や脚などをぶつけてしまう。そういうことが何度かあって、これは**自分の頭で考える脚の運びと、実際の脚の運びが違う**のではないかと、気がついたのです。つまり、脳の指示通りに体が動かなくなっていたのです。

しかも、日常生活の中で体を使うことがほとんどなくなっていました。エレベーター付きの高層マンションなので、当然、上り下りはエレベーターを利用します。移動するときは、タクシーに乗ることが多く、現地に着くとエスカレーターに乗ることも多いとなると、自分の脚で歩くのはほんのちょっとしかない。これでは運動不足なのは一目瞭然です。

地方に住んでいる人はどうでしょうか。都市部以上に車社会ですから、近所のコンビニに行くのさえ軽四輪車で行ってしまうという具合に、あまり自分の脚で歩いていないのではないでしょうか。便利な世の中というのは、自分の体を使わなくてもいいということ。筋肉を使うような運動をしなくなっています。おそらく、それが原因で自分でも気づかないうちに、だんだん老化や退化が始まっているのです。

そのことを見逃して、体を動かさないでいると、**足腰の衰えが転倒を招き、骨折を機に、寝たきりになる。**そういう例を僕はたくさん見てきましたから、「そうなりたくないなあ」ということもあって、ジムに行こうと思ったのです。

〝創立70周年記念事業〟として自分を鼓舞

自分を鼓舞するために、あえて「創立70周年記念事業」と名付け、ジムに通うことにしました。その目的は、いうまでもありません。筋肉をつけて、下半身を鍛えること。これにつきます。

何もしないでいると、筋肉が退化して老化が早まると、僕は60歳を過ぎたあたりから薄々と感じるようになっていたのです。

体に変調が出てくるのが50～60代です。それは、50代にちょっとだけ顔をのぞかせて、60代から本格的にさまざまな病気に襲われるようになります。僕の場合は、50代に痛風と尿管結石をやっていますが、そのときは基本的にはまだ〝健康〟といえる状態でした。

痛風も尿管結石も激痛で冷や汗たらたら、七転八倒しますが、命にかかわることはありません。だから、この2つを僕は病気とは思わないのです。

60歳を迎えたときに、ある日突然、頭の中でセミが鳴いているような耳鳴りが始まりました。そして、次第に難聴で耳が聞こえなくなってきて、めまいが起こる**メニエール病**を発症しました。一日中、耳鳴りがして、それがうるさくて眠れないし、一旦めまいの発作が起きると吐き気がして、もう何も手につかなくなる。それが数時間つづく。そのつらさは、この病気になった人じゃないと、なかなか理解できないかもしれません。

そうした耳鳴りや難聴、めまいは、内耳が内リンパ水腫を起こし、内圧が上昇するためといわれています。しかし、なぜ「内リンパ水腫が発生するのか」というと、その根本的な原因はわかっていません。ただ、ストレスが原因ではないかと考えられています。そのメニエール病とだましだましつき合って生きていたら、65歳でがんが見つかったのです。それも1年ごとに肺と肝臓に転移しました。

まだ体力のある60代だったから、4度の手術や抗がん剤治療にも耐えることができたのかもしれません。このように、僕の60代はメニエール病とがんという2つの大きな病気に直面することでもあったのです。

70代に入ると、「ああ、やはり体は衰えているなあ」と実感せざるを得ないことが起こりました。今度は腰から脚にかけての痛みに悩まされるようになったのです。

僕は昔から、坐骨神経痛の持病があったのですが、奥さんに腰をマッサージしてもらったりして、なんとかごまかしてきました。ところが70歳を過ぎてから、腰だけではなく両脚にも痛みが出て、さらに脚が重く感じられて歩けない状況になってしまいました。最初はブロック注射で痛みを抑えていたのですが、「いつまでこんな状態がつづくのだろう」「ブロック注射じゃ、どうにもならない」と思い、整形外科を受診することにしました。

さっそく腰のＭＲＩ検査をしてもらったら、病名は**「腰部脊《せき》柱《ちゅう》管《かん》狭《きょう》窄《さく》症《しょう》」**と診断されました。

この病気は、背骨の腰の部分、腰椎が変形し神経を圧迫するため、歩くと脚が痛んだり、しびれたりするのです。

問題をかかえたまま過ごすよりは、手術を受けようと思い、２０１４年11月に千葉大学医学部付属病院で手術を受けました。その様子はがんのときと同じように、ＢＳ朝日『鳥越俊太郎　医療の現場！』で公開しました。

約2時間半の手術を終え、４、５日で退院しました。がんのときは、硬膜外麻酔で術後の痛みを抑えたのですが、今回は患部が背骨ですから、硬膜外麻酔を使うことができずに、点滴で痛み止めの麻酔を入れてもらいました。ところが、その副作用とし

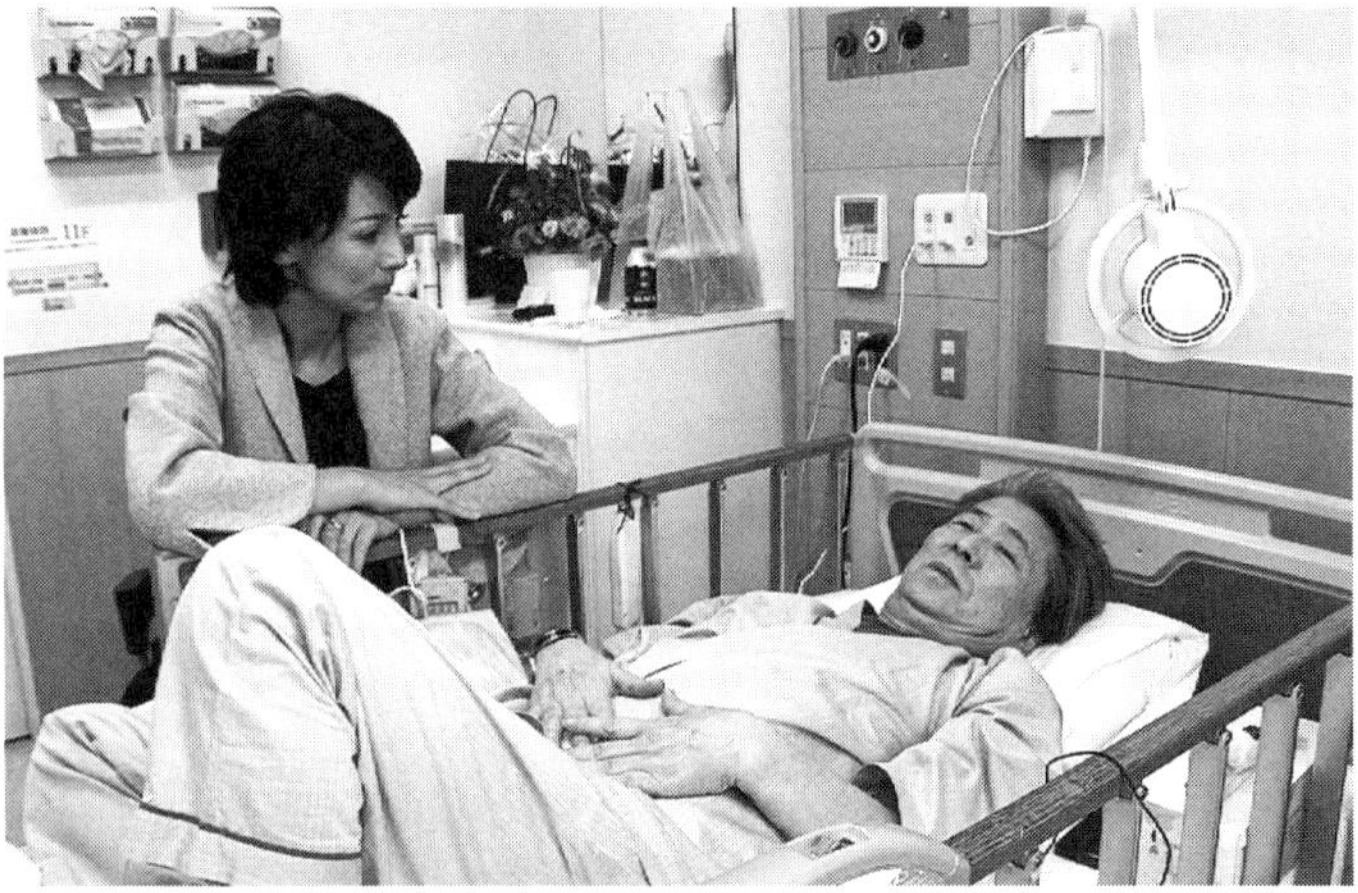

BS朝日『鳥越俊太郎　医療の現場!』で、一緒に司会をつとめたテレビ朝日アナウンサーの野村真季さんが術後を見舞う。

て吐き気がして、手術の痛みより、一晩中、この吐き気に悩まされたのがつらかったのです。

手術は、背中のところを10センチぐらい切って、骨と靭帯をハンマーでトントンと削るんです。脊柱管狭窄症の手術はなんだかとても精密な大工仕事のようだと感じました。その削った骨のカスはシャーレに入れて、記念にもらってあります。まさか捨てるわけにもいかないので、わが家の冷蔵庫に保管してあります。

話は横道に逸れましたが、手術後は痛みの原因だった神経の圧迫が取り除かれたので、歩けないほどだった痛みもとれて、

「やった〜!」という気分。左脚にちょっと麻痺が残りましたが、歩くのにまったく支障はありません。

僕が経験した腰部脊柱管狭窄症は、長年かけて腰椎が変形する病気ですから、高齢者に多い病気です。

人間の体はどんな人でも、加齢によって衰えていきます。一見、健康そうに見えても、何らかの不具合や持病のひとつや2つを持っているものです。

老化現象としておそらく最初に現われるのは、やはり「目」ではないでしょうか。いわゆる**「老眼」**です。手元が見えなくなり、新聞の文字が読みにくくなるなど、老眼鏡の助けがないと日常生活に支障が出てきます。つぎは「耳」。よく**「耳が遠くなる」**といいますね。そのあとが**足腰**です。

僕のように腰痛となって現れる人、ひざや足首などの関節の痛みに悩まされる人など、さまざまでしょう。

そのあとに、**内臓の働き**も徐々に**低下**してくるはずです。呼吸器系をはじめ、消化器系、とくに胃や腸の働きが衰えて消化吸収の能力も低下しますから、食欲が落ちたり、やわらかい消化のいいものを好むようになります。

血管も衰えます。**動脈硬化**がすすみ、**脳梗塞や心筋梗塞**を起こしたり、脳の血管が破れ**脳内出血**を起こしたりと、こちらの場合は、命にかかわることもあります。そうした老化は、残念ながら現代の医療でも治すことはできないのです。

ちゃんと歩いているつもりが危ない

僕の「創立70周年記念事業」として始めた肉体改造は、2016年で6年目を迎えました。週3回通って、ストレッチと筋トレ、そしてマッサージとで約2時間、たっぷり汗を流しています。

僕のパーソナル・トレーナーは、トータル・ワークアウトの代表取締役社長・池澤智《とも》さんです。彼女と相談して、**「転ばぬ先の体づくり」**を合い言葉に、主に下半身を鍛えるメニューをつくってもらって、トレーニングをしてきました。

長つづきしているのは、体を動かして汗をかくという快感を体が覚えたからです。今日は「ちょっと体調がいまいちだな」と思うときもあります。そんなときもジムに行って、筋トレやストレッチなどのトレーニングをして、最後にマッサージをしてもらうと、スッキリと爽快な気分になります。

ジムに通う以前は、仕事から家に帰ってくると、疲労感でぐったりして廊下をヨロヨロと歩いて部屋にたどり着くといった感じでした。だから、絨毯にもよくつまずいて転びそうになっていたのです。体を支える筋肉が衰えていたんですね。

それがいまでは、帰ったらさっと廊下を歩いて、仕事部屋まで直行です。講演などの仕事で地方へ行くこともありますが、以前は空港での移動がきつくて嫌でした。キャリーバッグを階段で持ち上げたり、長い道のりを歩いて出口までたどり着くともうヘロヘロだったのが、いまでは空港での移動がまったくつらいとは感じなくなりました。それだけ、筋肉がついて足腰が鍛えられたと実感しています。

「老いる」とはどういうことかというと、これは僕が現在進行形で体験していることです。たとえば、仮に1週間トレーニングを休んだとします。すると、完全に元の体には戻らない。元の体力を10だとすると、その後トレーニングを再開しても、7、8割ぐらいしか戻らない。それだけ老化が進んでいるのです。**運動をまったくしなければ**、加速度的に日々の僕たちの活動を支えている**筋肉や骨が衰えていきます**。そうすると、歩く、走る、立つ、座るといった基本的な動作の質が落ちてきます。そのことによって、**生活の質も落ちてくる**。ただ、その変化はゆっくりしているために、人は気がつくのが遅くなるのではないでしょうか。だからこそ、1日でも早く、**トレーニングをして、老化を遅らせること**。「私はちゃんと歩けているから大丈夫」と思うのではなく、いつまでもちゃんと歩くためにどうするかを考えることが大事なのではないかと思うのです。

ジムに通うようになって2年目の12月、ホノルルマラソンに挑戦しました。ジムの池澤さんはもちろん、ときどき僕のトレーナーについていた石垣剛史君は伴走してくれました。完走できたのは、ジムでの鍛錬のおかげです。72歳でした。

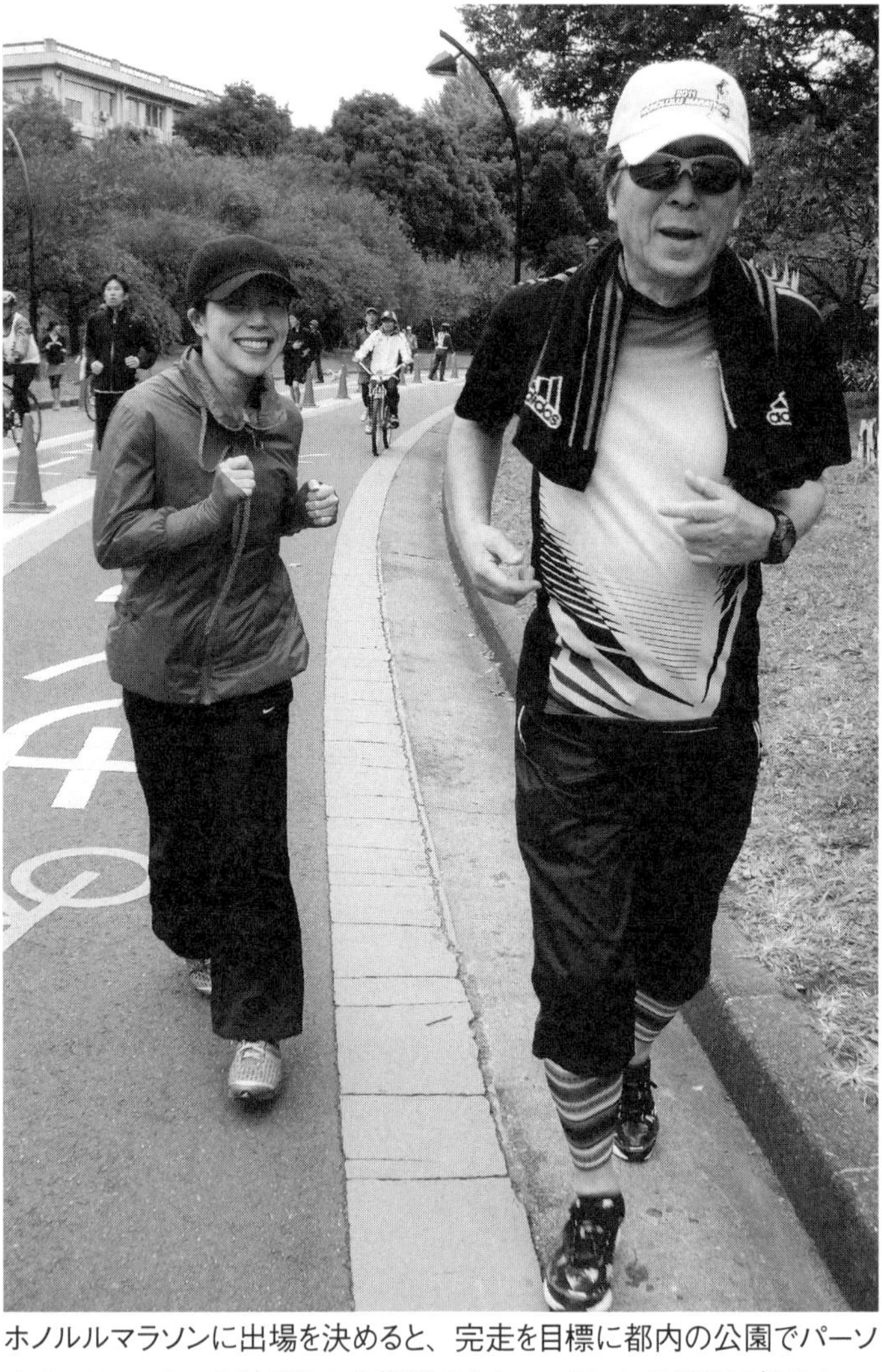

ホノルルマラソンに出場を決めると、完走を目標に都内の公園でパーソナル・トレーナーの池澤さんの指導のもと、マラソンの練習を始めた。

健康寿命を延ばすことが大事

いま、日本人の平均寿命は女性で約86歳、男性で約80歳と、男女ともに80歳の大台にのり、世界一の長寿国です。〝健康寿命〟という言葉を聞いたことがあると思います。健康寿命とは、病気や寝たきりなどで介護を必要としないで、自立して生活できる期間のこと。この健康寿命は、男性が約71歳、女性が74歳（厚生労働省「平成25年簡易生命表」などから算出）といわれており、平均寿命と健康寿命の差は、男性が9年、女性が12年あります。

ちなみに、100歳以上の高齢者は何人いるか知っていますか？　6万人を超えたそうです。しかも、その9割は女性といわれていますから、女性は長生きです。

たとえば、僕の大学の、そして合唱団の大先輩でもある一般財団法人聖路加国際メディカルセンター理事長、聖路加国際病院名誉院長の日野原重明先生は、104歳にして現役の医師です。また、『一〇三歳になってわかったこと』（幻冬舎）が2015年にベストセラーになった美術家の篠田桃紅《とうこう》さんのように、100歳を過ぎても創作意欲が衰えない人もいます。

このように100歳を過ぎてもかくしゃくと生きていられるなら、誰でも長生きしたいと思うでしょう。**元気で活躍できてこその「長生き」**なのです。しかし、前述のように平均寿命と健康寿命のあいだには、10年前後の差があります。

晩年を病気で寝たきり、あるいは認知症で介護が必要な状態になっているのは、本人もつらいでしょうし、家族も大変です。僕は、認知症になって女房や娘に迷惑をかけたくないと切に思っています。

とはいえ、認知症になってしまえば自分が病気だということも忘れてしまう。だったら、認知症と診断されたら、ボタンを押すと安楽死が選択できたらいいとさえ思います。

65歳以上の人口が全人口の21％以上を占めると、〝超高齢社会〟というそうです。日本はすでに25％を超えましたから、まさに**超高齢社会がやってきた**のです。今後、ますますお年寄りが増えるということは、寝たきりや認知症の方々も増えてくるということ。それは、超高齢社会に生きる私たちが向き合わなければならない現実です。

やがて間違いなく日本には、〝大介護時代〟がやってくるでしょう。

運動・睡眠・食事の3つが健康維持の鍵

いかに健康寿命を延ばすか。それがこれからの僕にとっての一番のテーマです。というのも、70代半ばからの10年というのは、老化による衰えが顕著になってくるからです。体をどうメンテナンスしながら、できるだけ長持ちさせるか。そのために大切なことは、言い尽くされていると思いますが、**運動と睡眠と食事の3つ**です。睡眠については、僕の考え方などは、快眠セラピストの三橋美穂さんとの対談（第4章参照）で詳しく述べています。

さまざまな健康法がつぎつぎと生み出され、ブームになったかと思うと、うたかたのようにいつの間にかフェードアウトしているのが大半です。

なぜでしょうか。

あまりにも健康情報が氾濫して、どれが正しくてどれが間違っているのか、なかなか判断しにくいからというのもありますが、医学的な根拠が乏しいものが多いように思います。

そんな中で僕がおすすめしたいのは、**ウォーキング**です。ウォーキングに関しては、医学的にもさまざまな効果があることが認められています。正しいウォーキングについては、次章で詳しく述べています。ウォーキングなら誰でもどこでもいますぐにでも始めることができます。しかも、お金もかかりません。

自分にできるかどうか、自分の目的に合っているかなどを考慮して、自分なりの健康法を築いていくことが大切です。

さまざまな健康法の中から、まずは「これなら自分もやれそうだ」と思ったことにトライしてみることが、老化を遅らせる第一歩になります。

自然の流れに身をゆだねて生きる

僕は特別なことをやっている意識はありません。ただ自然の流れでやっているだけですが、みなさんが外側から見たときに、「意識的に」「目的を持って」「計画的に生きている」ように見えるらしい……。僕のほうからいうと、自然な流れに身をゆだねて生きているだけです。

ただ、トレーニングなどは、やると決めたことはダラダラやるわけにはいかないし、お金を払っているし（これが大きい！）というわけで、ただストイックにトレーニングに注力しているわけではありません。

トレーニングで心がけていることは、**上半身と下半身をバランスよく鍛える**こと。下半身強化といっても、上半身も鍛えないと体のバランスが崩れてしまいます。具体的なトレーニング内容については、池澤さんにメニューをつくってもらって、それをこなしているという感じです。

日によって多少はトレーニングのメニューが違います。バランスよく鍛えるには、少しずつ違ったほうがいいのです。同じメニューだと、同じところの筋肉だけが鍛えられることになりますから。しかし、下半身を鍛えるという基本はブレていません。

ジムへは基本的に、週3回通うということを崩してはいません。仕事で週2回しか行けなかったり、外国への取材や旅行で1週間休まなければならないこともありますが、それ以外はきちんと通っています。元日も営業しているので、年の初めからトレーニングに励んだこともあります。

最近は、昼の12時から行っています。ジムへ行ってから講演に出かけたり、仕事をするというのが結構多くなりました。トレーニングが体の負担になるようなことはなく、むしろ頭も冴えて、仕事もはかどることが多いのです。

「努力しない」「いい加減に生きる」「何とかなるだろう」の精神

僕の人生を振り返ってみると、次の3つの言葉で表すことができます。それは、「努力しない」「いい加減に生きる」「何とかなるだろう」です。

最初の**「努力しない」**というのは、僕は子どもの頃から「努力」という言葉が大嫌いで、努力したことはありません。だから受験勉強をしたことがなかったんです。京大を受験したのは、高校の担任の先生から「お前の実力では京大はムリだ。九大ならなんとか入れるかもしれない」といわれ、あまのじゃくな性格の私は、浪人しても京大に入ってやると決意しました。

そこで、もう浪人するつもりで、受験の1か月前に銀閣寺の隣に下宿先を決めて、勉強を始めました。それまでは毎晩遅くまでコツコツと勉強する、いわゆる受験勉強はやっていません。僕は京大しか受けなかった。一発勝負です。

ただ京大を受けるからには、最後の1か月ぐらいは勉強しようと思って、京都の下宿で、朝5時に起きて夜12時に寝るまで、トイレと食事以外はずっと机に向かって、「人文地理」「日本史」「生物」「化学」の4教科の「傾向と対策」を集中的に勉強しました。でも、それは努力とはいわないと思いますね。

僕が誇れるのは、好奇心と集中力は人並み以上ということと、読書が好きだったことです。読書量は、小学校の頃から同級生に比べてすごかった。自宅の斜め前が貸本屋でしたから、そこで分厚い講談本なんかを借りて読んでいました。愛読書は『真田十勇士』。NHKの大河ドラマ『真田丸』の主人公・真田幸村や、その幸村に仕える忍者・猿飛佐助などの活躍に、夢中になって読み耽りました。

漢字にはふり仮名があるので読むことができました。おかげで小学校高学年のときは、漢字だけは誰にも負けないという自信がありました。本を読むのは楽しいし好奇心も刺激されて、どんどん本を漁って読んでいました。中学生になると、フランスの恋愛小説、スタンダールやバルザックといった作家の作品も読んでいました。

僕が京大に現役で合格したのは、自己分析すると集中力と本を読むのが誰よりも好きだったということが大きかったのではないかと思います。言葉をかえると集中力と好奇心ですね。むりやり詰め込んだものは、身になりません。大学入試前に懸命に詰め込んだ生物や化学の知識なんて、大学に入った途端にきれいさっぱりと忘れました。

2つめの**「いい加減に生きる」**とは、本来はいい意味で使っていました。もともとは、「よい程度」「適度」という意味で、たとえばお湯の温度が、「熱くもなく、ぬるくもない、ちょうどいい湯加減」という具合です。僕は、極端に走らず、適度に生きることがちょうどいいのではないかと思っています。

3つめの**「何とかなるだろう」**は、僕は本来、能天気な性格です。クヨクヨ悩んだりしない。先ほど、努力しないといいましたが、どんなに努力しても結果が出ないことがありますよね。コツコツと努力した人は、「あんなに努力したのに……」とうまくいかなかったときに落ち込みます。ところが僕は、「努力していないし、しょうがないか」と開き直れる。

僕の生き方はあまりほめられたものではありませんが、シニア世代は「努力しない

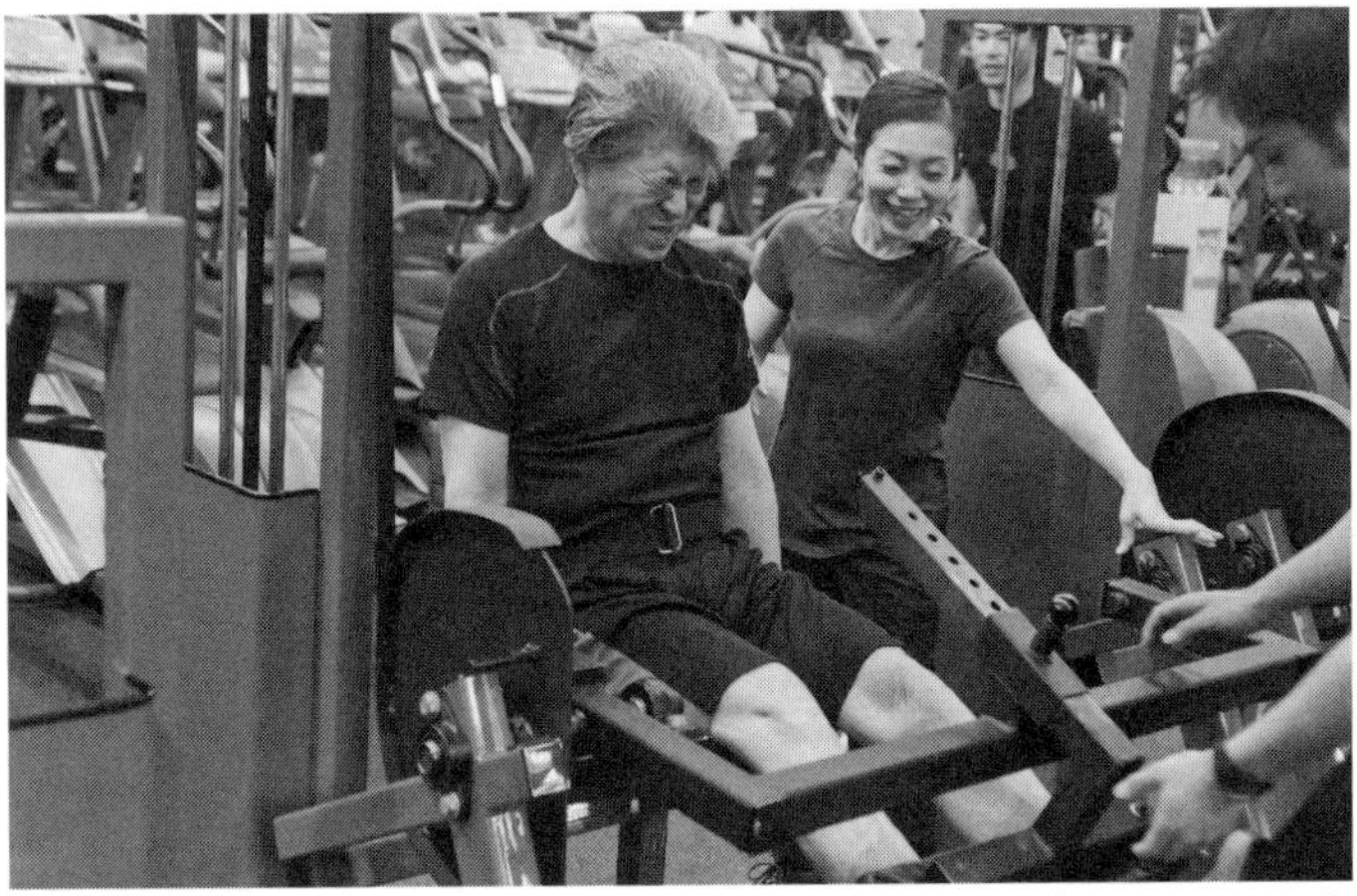

ジムでは池澤さんの指導のもと、「転ばぬ先の体づくり」のために、大腿四頭筋を中心とする下半身強化に取り組んでいる。

(でも、好きなことはする)」「いい加減に生きる」「何とかなるだろう」の精神で生きてみませんか。

残された時間がどれだけあるのか、誰にもわかりません。好きなことをやって人生を楽しんだほうがいい。それも、できるだけ長い時間楽しめれば、満足のいく人生だったといえるのではないでしょうか。

そのために**下半身を鍛えて老化を遅らせる**ことができれば、それが最高の人生の終《しま》い方だと思うのです。

第2章

〝1日10分〟の筋トレが「老けない体」をつくる！

骨粗しょう症患者の8割は女性！

第1章では、母が転倒し骨折をしたことがきっかけで認知症を発症したと述べました。100歳以上の長寿の方を「百寿者」と呼びます。厚生労働省は毎年、敬老の日を前に住民基本台帳に基づく調査を行っていますが、それによると、**百寿者6万人**のうち、その9割近くは女性です。

ちなみに、100歳以上の人口調査をスタートさせたのが1963年で、そのときの人数はわずか153人でした。約半世紀で百寿者の数は、400倍も増えたことがわかります。そのうち、日野原先生や篠田さんのように自立して生活を送っている方は何人いるでしょうか。

実は**8割が寝たきり**だそうです。びっくりする数字ですね。なぜ、8割もの人が寝たきりとなってしまうのかというと、百寿者の9割が女性だからです。母と同じように転倒→骨折→寝たきり、あるいは認知症というパターンを辿るのです。

なぜ転倒するのかは、前章でも述べましたが、筋肉量が減って足腰が弱ってくることが大きな要因です。

ただし、もし骨が健康な状態なら、転倒したぐらいでは折れることはありません。問題は、骨がもろくなっていることです。「骨粗しょう症」という病気を聞いたことがあると思います。骨密度が低下し、骨がスカスカになる病気です。実は、この病気は女性ホルモンと深い関係があるそうです。

女性ホルモンには、骨からカルシウムが溶け出すのを抑える働きがあるのです。その女性ホルモンの分泌が、閉経後に低下するため、骨粗しょう症になってしまうのです。

したがって、**骨粗しょう症の患者の8割以上が女性**だそうです。**男性でも70歳を過ぎると、骨粗しょう症**になりやすくなるといわれています。ですから、女性は50歳前後から、男性は60歳以降、骨粗しょう症予防を心がけるようにしたいものです。

骨を強くするには何を食べる？

骨粗しょう症予防というと、真っ先に思い浮かべるのが、カルシウムでしょう。ところが、**いくらカルシウムだけを摂っても、骨は強くなりません**といったら、みなさん、どうしますか。

「えっ、知らなかった」

というのが、正直な反応ではないかと思います。実は、骨を強くするためには、**たんぱく質やビタミン類、とくにビタミンCやビタミンD、ビタミンKが必要**です。

なぜかというと、骨はコラーゲンなどのたんぱく質の土台（骨基質）に、カルシウム、リン、マグネシウムなどのミネラルが沈殿したもの。わかりやすく建物にたとえると、たんぱく質が骨組みで、ミネラルはコンクリートのようなもの。たんぱく質とミネラルの割合は、ほぼ半々ぐらい。

骨の形成には、ビタミン類は不可欠です。ビタミンCはコラーゲンを合成するときに必要なビタミン。ビタミンDは、カルシウムが骨に吸収され定着するのをサポートする働きがあります。さらにビタミンKには骨にあるたんぱく質を活性化して、骨の形成を促す働きがあります。

とくにシニア世代は、ビタミンDが不足すると、骨密度が低下して骨粗しょう症や骨折のリスクが高まります。また、最近の研究によりビタミンKが骨粗しょう症予防に効果があることがわかってきました。

カルシウム摂取量は日本人のほうが欧米人より少ないのに、大腿骨頸部骨折（股関節近くの骨折）の発生頻度が日本人のほうが少ないというデータがあるのです。なぜ、日本人はカルシウムの摂取量が少ないにもかかわらず骨折が少ないのかと研究者たちが調べたところ、日本人だけがある食品を摂取していたことがわかったのです。

その食品とは、**納豆**です。納豆にはビタミンKが豊富に含まれているだけでなく、納豆菌が腸内でビタミンKをつくり出すといわれています。つまり、納豆なら摂取した以上のビタミンKを摂ることができるというわけです。昔から「体にいい」といわれている納豆ですが、骨を丈夫にする力もあったとは、ちょっと驚きです。

それと前述したビタミンDですが、これも体内でつくり出すことができます。10〜15分程度**太陽光を浴びる**と、1日に必要なビタミンDが合成されるといいます。

つまり、納豆を食べ、10分程度お日様を浴びれば、骨ケアに必要なビタミンのうち、DとEが体内で合成されるというわけです。

しかも、納豆にはビタミンK以外にたんぱく質も含まれていますから、骨ケアにとって有効な食品といえます。

骨粗しょう症予防にはウォーキングがおすすめ

骨粗しょう症を予防するためには、ウォーキングや筋トレといった**骨に刺激を与える運動が効果的**といわれています。晴れた日には、太陽の光を浴びてウォーキングをすれば、前述したようにビタミンDを体内で合成することができて、まさに一石二鳥です。

では、どれくらい歩けばいいのかというと、自分にとっての適量を知ることが大切です。よく「1日1万歩」といわれていますが、いままでほとんど運動したことがない人がいきなり1万歩を歩くと、むしろ、かかとやひざを痛める原因にもなりかねません。

最初は、スーパーやコンビニへ買い物に行くついでに、5分でも10分でも正しい歩き方でウォーキングをしてみましょう。

正しい歩き方のポイントは、①かかとから着地し、足の裏側の母指球《ぼしきゅう》で地面を蹴る、②歩幅をやや大きめにする、③腕は後ろにひじを引き、背中の肩胛骨の左右の幅を縮めるようにする、の3つです（P56参照）。

とくに大切なのは、**「かかとから着地して、母指球で地面を蹴る」**という足の感覚をしっかり身につけること。年をとってくると、自分ではしっかり足を上げたつもりでも、案外、すり足になっていることがあるようです。僕もトレーニングを始める前

正しいウォーキングをマスターする

目的&アドバイス

・正しく歩いて、健康な体をつくる
・かかとから着地し、足の母指球で地面を蹴る

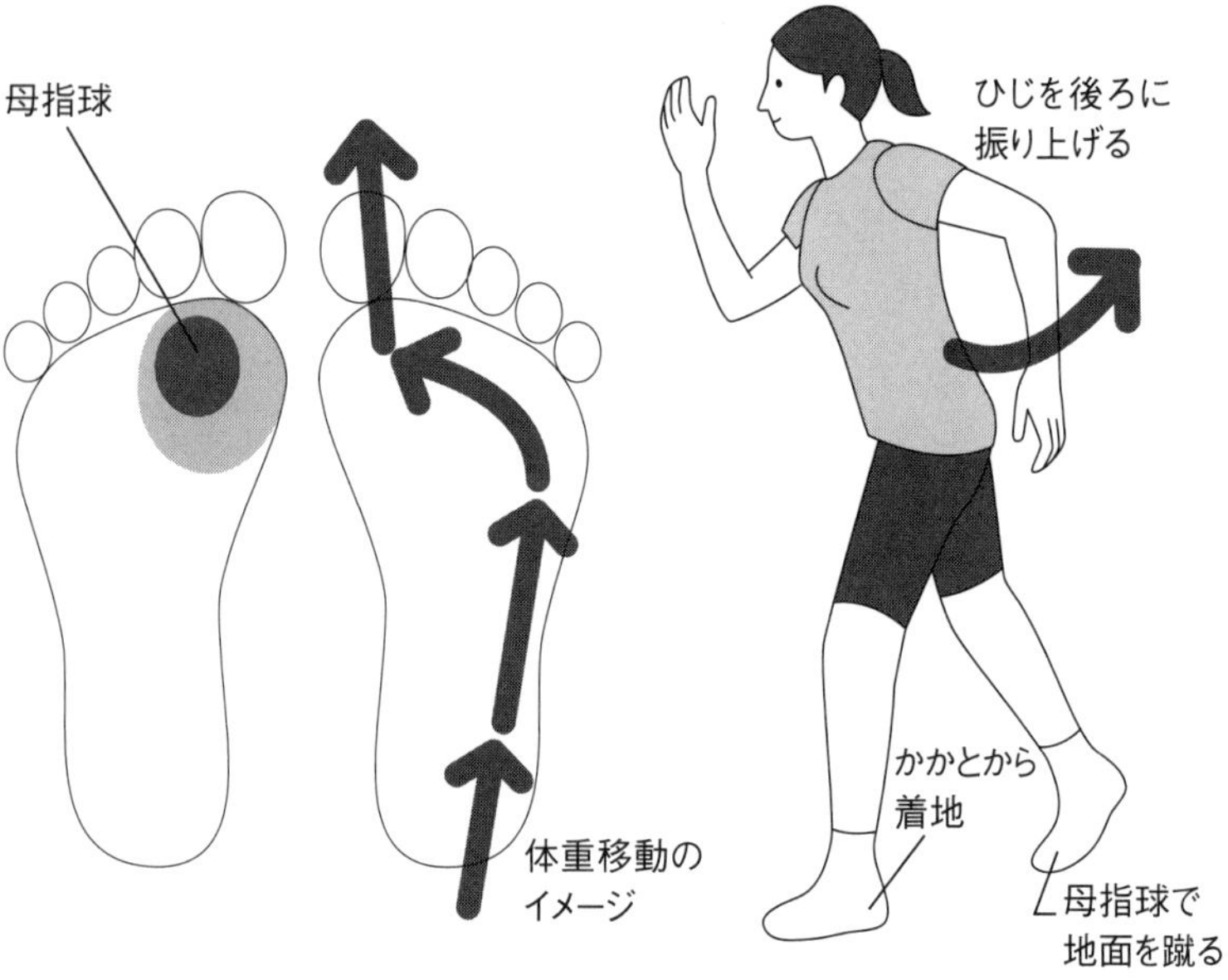

できるだけ歩幅を大きく開き、かかとから着地し、母指球（親指の付け根のふくらんだ部分）で地面を蹴るイメージで歩きます。このとき、体重はかかとから足の外側を通り、母指球へと移動させます。同時に腕はひじを大きく後ろに振り上げ、その反動で前に出します。

1日20分が目安

は、すり足で歩いていたために、毛足の長い絨毯につまずいて転びそうになっていたのです。

この正しいウォーキングをマスターしたら、徐々に歩く時間を10分から20分、20分から30分という具合に増やしていけばいいのです。

ただし、決して無理はしないこと。かかとやひざ、股関節などに違和感や痛みを感じたら、中止して様子を見るようにしたほうがいいでしょう。

きれいな姿勢を保つために必要なこと

年をとるにしたがって、筋肉量が減るために、基礎代謝も低下して、太りやすくなるといいましたが、さらに、体を支えている筋肉の量が減るとともに筋力が低下することで、**姿勢が悪くなります**。

背筋がピンと伸びたきれいな姿勢を保つことは、見た目年齢を若々しく見せてくれます。そのために、ぜひやってほしいのが、**骨盤体操**です。**骨盤を前傾させたり、逆に後ろに倒したりする体操**です。

この体操の目的は、骨盤を立てる感覚を身につけること。骨盤を立てると、自然に背筋が伸びて、きれいな姿勢を保つことができるようになるそうです。

立ったり、座ったり、歩いたりといった日常の動作が、背筋がピンと伸びているだけで優雅に見えます。とくに、イスに座るときは、浅く腰をかけて、骨盤を立てるようにします。どうですか？　自然に胸が張って背筋がまっすぐに伸びませんか。その姿勢を保つだけで、簡単な筋トレになります。

居間でテレビを見るとき、会社で仕事をしているとき、電車の中など、イスに座る機会も多いもの。ぜひ、正しい座り方をマスターして、日常生活に取り入れてみてはどうでしょうか。

warming up

01 きれいな姿勢を保つ骨盤体操

目的&アドバイス

- 骨盤を安定させ正しい姿勢を保つ
- 骨盤を前後に傾ける動きをマスターする

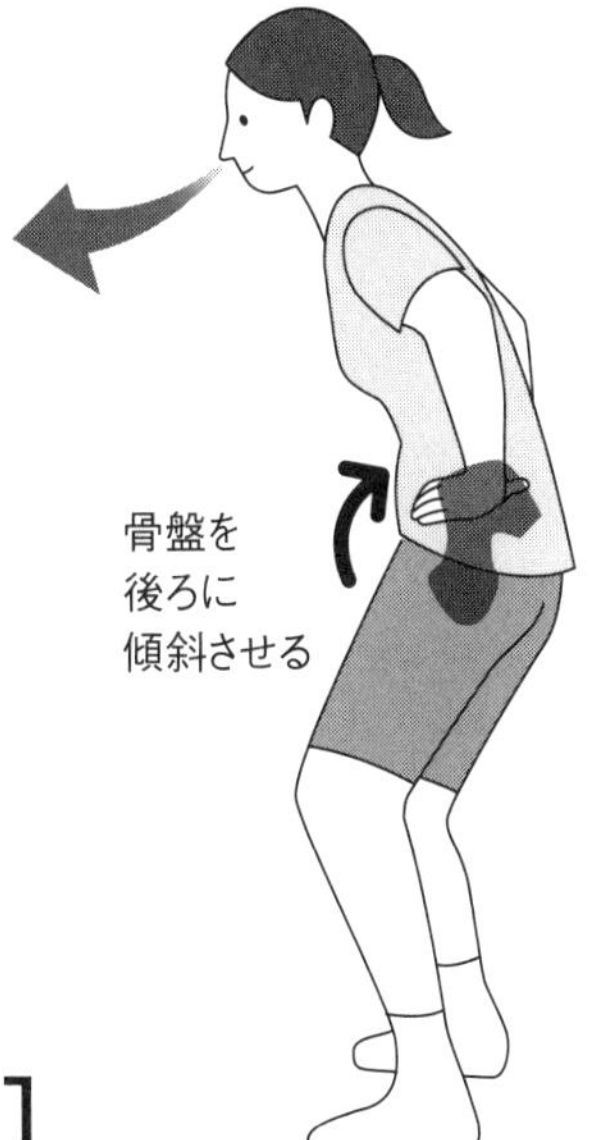

1

両脚を肩幅に開いて立ち、ひざを軽く曲げます。両手で骨盤をつかみ、息を吐きながら骨盤を後ろに傾けます。

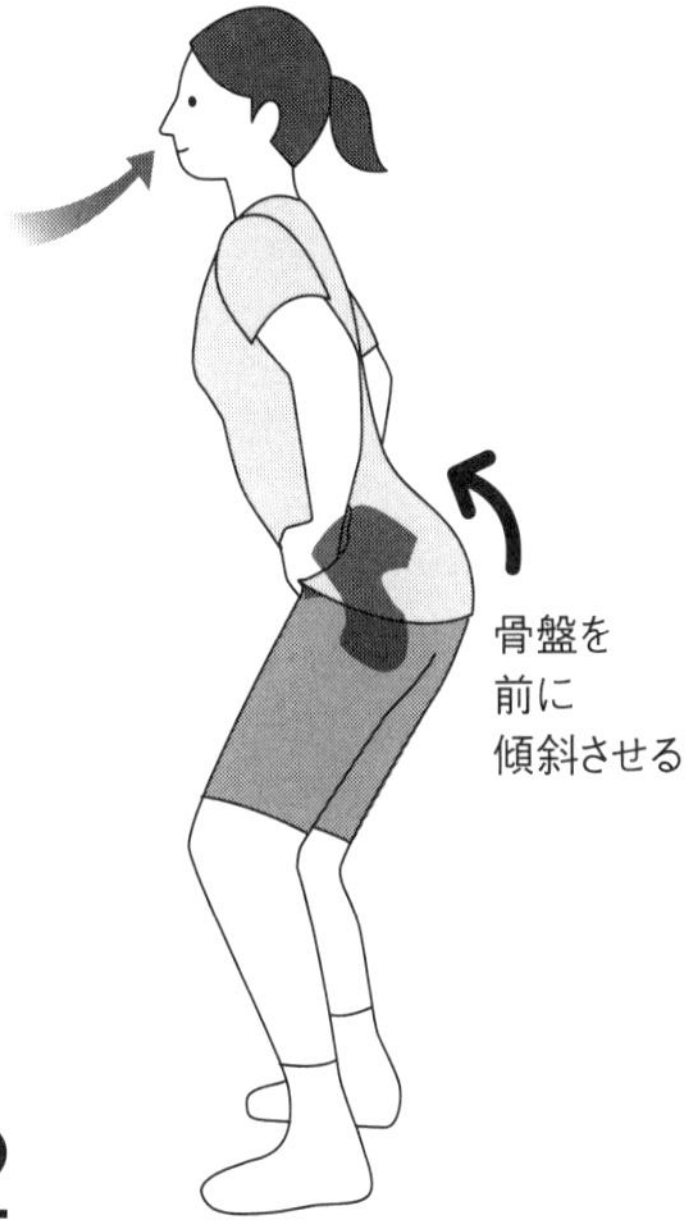

2

鼻から息を吸いながら、後ろに傾けた骨盤を両手で前へ傾けます。

1セット（10回繰り返す）

腹式呼吸をマスターしよう

普段、僕たちは無意識に呼吸をしています。それは自律神経にコントロールされているからです。全身に張り巡らされた自律神経は、自分の意思とは関係なく、まさに自律的に働く神経で、「交感神経」と「副交感神経」があります。交感神経は活動・緊張・ストレスといった状態や、昼間に優位になります。一方、副交感神経は休息やリラックス状態のとき、とくに夜間や睡眠中に優位になります。

わかりやすくいうと、交感神経がアクセル役で、副交感神経がブレーキ役といったところ。このアクセルとブレーキを上手に使い分けることで、僕らの体は健全に保たれています。ところが、この2つの神経のバランスが乱れ、どちらか一方だけが優位な状態が長くつづくと、だるさや不眠、動悸や頭痛、不整脈、食欲低下といったさまざまな不調が生じます。

いつも体がだるい、よく眠れない、食欲がないなど、あなたの**不調の原因は、自律神経の乱れ**かもしれません。そんなときは**「腹式呼吸」**をぜひ試してほしいのです。というのも、僕らは緊張をほぐすために、深呼吸をすることがあるでしょう。あれは、意識して呼吸をすることで、自律神経に働きかけて、心身の状態を自らコントロールしようとしているからです。

つまり、意識して腹式呼吸を行うことで、自律神経のバランスを整え、体調をよくするというメリットがあるのです。

また、深い呼吸によって体内に溜まった二酸化炭素が排出され、血液やリンパの流れがよくなり、代謝がよくなるという効果も期待できます。深く息を吸って、ゆっくり吐き出すという腹式呼吸をつづけることで、新鮮な酸素をたくさん体内に取り込むことができ、細胞が活性化します。

このように腹式呼吸はいいことだらけ。僕もトレーニングをするときは、腹式呼吸を意識して行うようにしています。実は学生時代、7年間合唱団に所属して、歌っていたのです。音楽中でも、歌唱では腹式呼吸は基本です。

warming up

02 基本の「腹式呼吸」のやり方

目的&アドバイス

・新鮮な酸素を体内へ取り入れる
・ウォーミングアップ

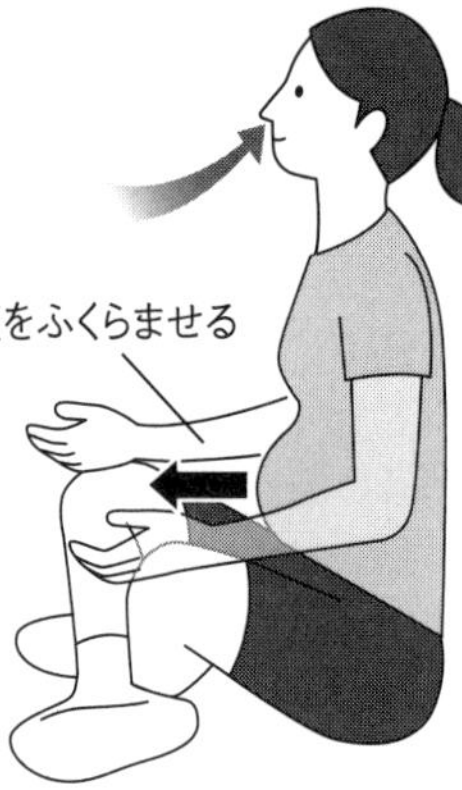

1

床に座り両脚は浅くあぐらを組み、背筋を伸ばして、鼻から息を吸い込みます。このとき、丹田《たんでん》（おへその下）に空気をためるつもりでお腹をふくらませます。

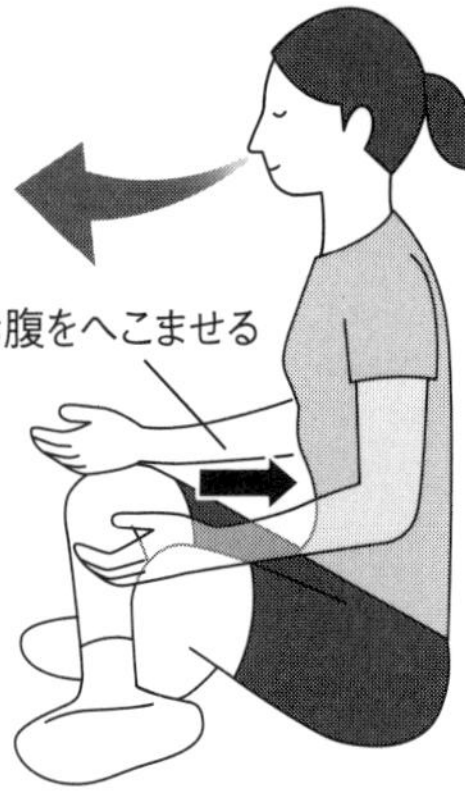

2

つぎに、鼻からゆっくり息を出します。お腹をへこませながら、体の中の悪いものをすべて出し切るように、吸うときの倍くらいの時間をかけて吐くのがポイント。

1日10回

腹式呼吸は、**「吸うときにお腹をふくらませるようにし、吐くときにお腹をへこませるように」**します。僕のパーソナル・トレーナーの池澤さんによると、呼吸は「鼻呼吸」が基本だそうです。つまり、「鼻から吸って、鼻から吐く」のが正しいやり方。ただし、鼻から息を出すのは少しむずかしいので、それによって呼吸が浅くなる場合は、「鼻から吸って、口から吐いてもよい」とのこと。**腹式呼吸のコツは、深くゆっくり行うようにし、吸うときよりも吐く時間を長くし、しっかりと息を吐き切ること**が大切です。

僕の腹式呼吸は、「鼻から息を吸い込んで、口から吐く」やり方です。このように息を吸うときは鼻から、吐くときは、口からでも鼻からでも自分のやりやすいほうで行うといいでしょう。

ゆっくり腹式呼吸をすることとは、心身をリラックスさせる効果も期待できます。1日1回、P62の図のように、座ってあぐらを組んで行ってみてください。また、おすすめは就寝前に布団の中であおむけになって、腹式呼吸を行うこと。深く息を吸い込んでゆっくり吐き出す。それを10回繰り返します。よく眠れるようになるはずです。

「スクワット」で大腿四頭筋を鍛えよう！

今回は池澤智さんに、自宅でできるトレーニングを特別に考案してもらいました。おすすめしたいのが、1日10分でできる「筋肉トレーニング」、いわゆる筋トレです。ちょっときついですが、やってみてください。

これまでさんざん、シニアになると筋肉量が減るといってきましたが、運動習慣がないと筋力も衰えて、そのまま〝要介護〟に直結する可能性もあります。というと、ちょっと脅かしすぎかもしれませんが、僕はできるだけ長く健康を維持したいと思っているし、みなさんにもそうあってほしいと願っているからです。

日本は超高齢社会だといいましたが、いま問題になっているのは、**〝老老介護〟**はもちろんですが、**〝認認介護〟**です。

老老介護は、たとえば80歳の子どもが100歳の親を介護する、あるいは、85歳の

大腿四頭筋《だいたいしとうきん》とは？

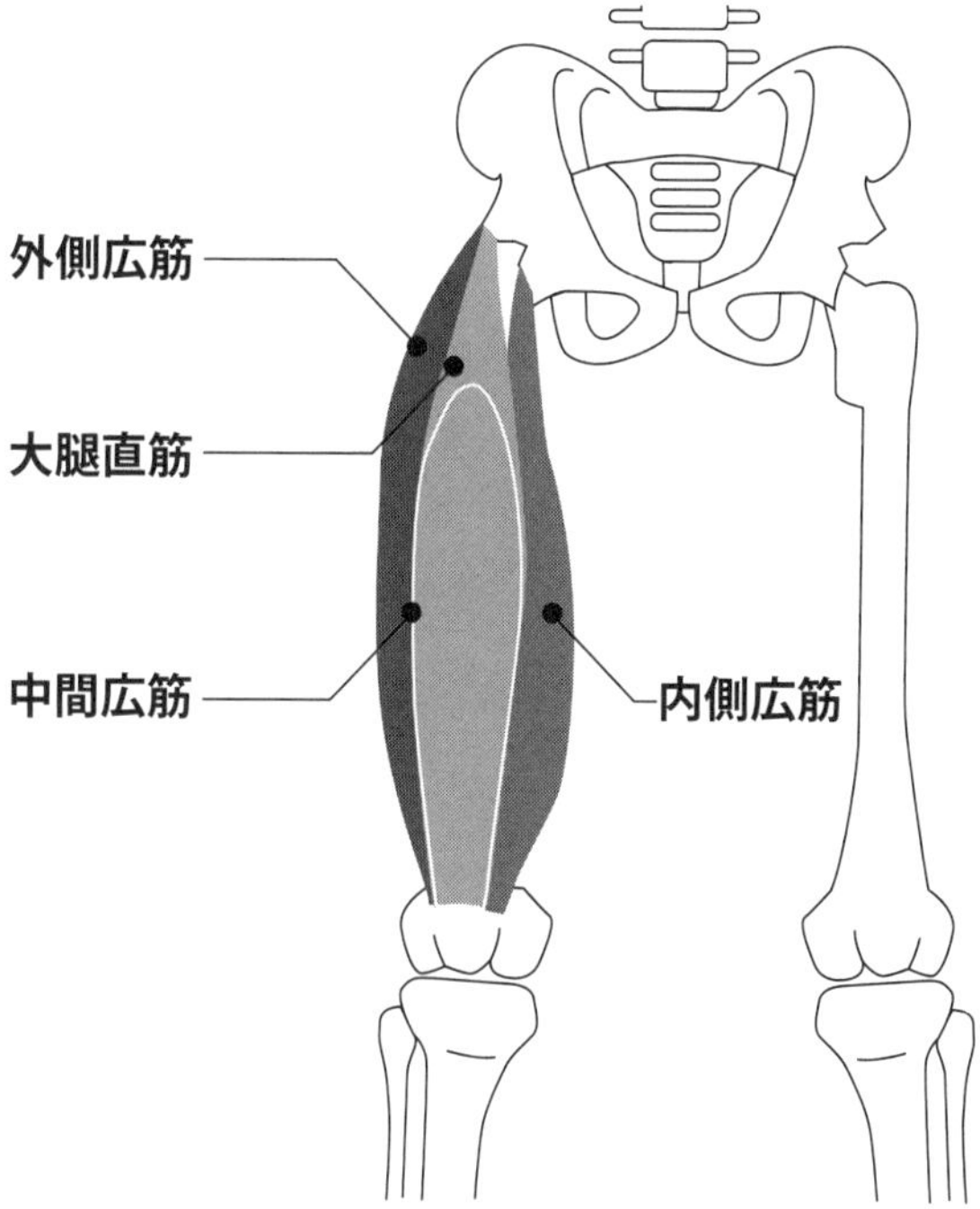

太ももの前面にある筋肉の総称で、「大腿直筋」「外側広筋」「内側広筋」「中間広筋」の4つから成るので、「大腿四頭筋」と呼ばれています。私たちの体の中で最も大きく、ひざや股関節の屈伸はもちろん、歩いたり、走ったり、座ったり、立ったりといった日常生活を送るうえで非常に重要な筋肉です。

夫を80歳の妻が介護するというように、年寄りが年寄りを介護することをいいます。
一方の認認介護は、２人とも認知症を患っている老夫婦で、症状の軽いほうが、より重いほうを介護するということです。こうなると悲劇です。でも、長寿大国日本の現実は、ここまで進んでしまっているのです。

介護が必要になるのは、多くの場合、イスやベッドから自力で立ち上がることができなくなったときです。立ち上がる動作でいちばん重要なのが、太ももの筋肉、その中でもとくに**「大腿《だいたい》四《し》頭筋《とうきん》」**です（P65参照）。

いつまでも自立した日常生活を送るためにも、太ももを中心に、下半身を意識して鍛えておく必要があるというわけです。

いくつになっても筋肉は鍛えられる

僕が肉体改造に挑戦したのは、前述したように70歳になってからです。みなさんの中には、もう年だから、トレーニングをしてもムダと思い込んでいる人がいるかもしれません。しかし筋肉は、年齢に関係なく、鍛えればきちんと応えてくれます。

とくに、60代から70代にかけて運動量が減り、目に見えて足腰が弱ってくるので、トレーニングはとても重要です。たとえ老いを感じていても、トレーニングでバランスよく筋肉がついてくると、うれしくなるものです。そして「よし、がんばろう！」と前向きになれます。

今回、この章で紹介するトレーニングは、下半身強化にすぐれたものばかりです。人間の体の中で最も大きな筋肉は、大腿四頭筋です。この筋肉は、エネルギーを多く消費するところなので、毎日つづければ基礎代謝量も改善し、いわゆる中年太りにサヨナラできるかもしれません。**トレーニングは大きい筋肉から鍛えるのが鉄則**です。

今回紹介する筋トレの中では、「スクワット」から「インバース ハムストリングス」までの4種類が大腿四頭筋を中心に下半身の筋肉を鍛えるトレーニングです。お好きなものを2、3選んで組み合わせて行うといいでしょう。ただし、安全に行うために、いくつかルールがあります。

トレーニングを行う時間帯は、自分のライフスタイルや生活のリズムに合わせて、**やりやすい時間帯に行う**のがいいようです。僕の場合は、昼です。これに関しては、「体温が高くなる午後にやったほうがいい」という意見もあるようですが、自分のやりやすい時間帯がいちばんだと思います。ただし、**空腹時は避けましょう**。空腹の状態ではエネルギー不足で、十分な効果が期待できません。かといって満腹では消化吸収することにエネルギーを使いますから、体に負担になります。そういうことを考えると、軽く食事をしてから1～1時間半ぐらいあいだをあけてからのほうが、トレーニングの効果が出やすいといえます。

また、**夜、寝る直前のトレーニングは避けたほうがいい**でしょう。というのも、トレーニングに熱が入ると、体が覚醒してしまって眠れなくなることもあるからです。先の言葉と矛盾するようですが、僕の場合はあえて、寝る前にスクワットを10回行っています。これは僕の寝る前の儀式のようなもの。10回ぐらいだと、ほどよい疲れでぐっすり眠れます。

トレーニングでは、何度もいいますがムリは禁物です。体を動かして、痛みや違和感があったらすぐ中止して様子を見てください。

最初は1セットで十分です。1日5分でも10分でも、**最低1か月はつづける**ことが大切です。

だいたいトレーニングの効果が出るのが、開始後1か月ぐらいからです。1か月たって効果を実感することができたら、さらにモチベーションがあがってくること請け合いです。

そして、1セットでは物足りないと感じたら、2セット、3セットと回数を増やしていきましょう。知らず知らずのうちに、筋肉は鍛えられているはずです。

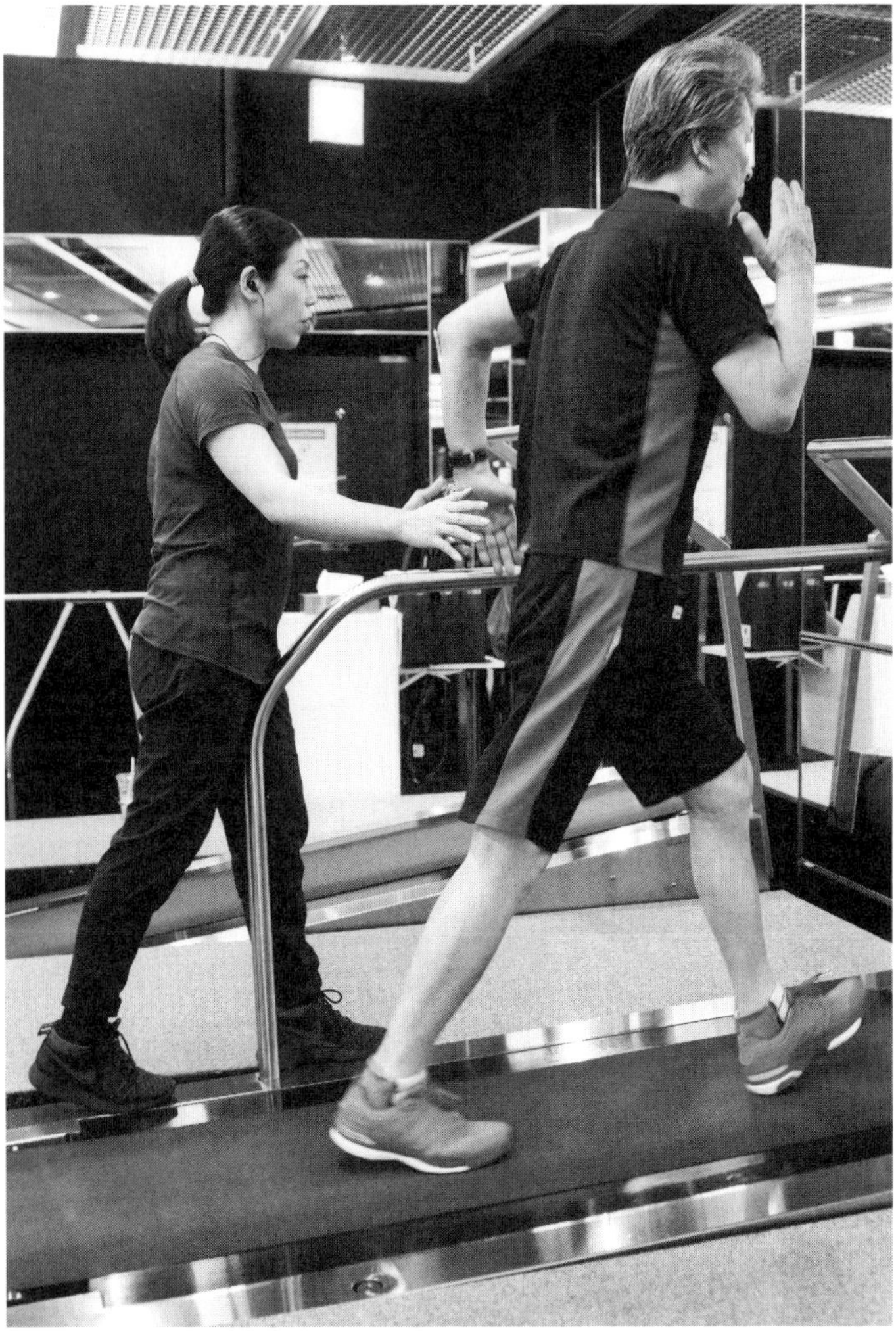

トレーニングで最も力を入れているのが、ウォーキング。マシンの角度が変化するので、一瞬たりとも気を抜けない。

workout 01

大腿四頭筋を鍛える①「スクワット」

目的&アドバイス

・体の中で最も大きい太ももの筋肉を鍛える
・脚の付け根を意識してひざを深く曲げる

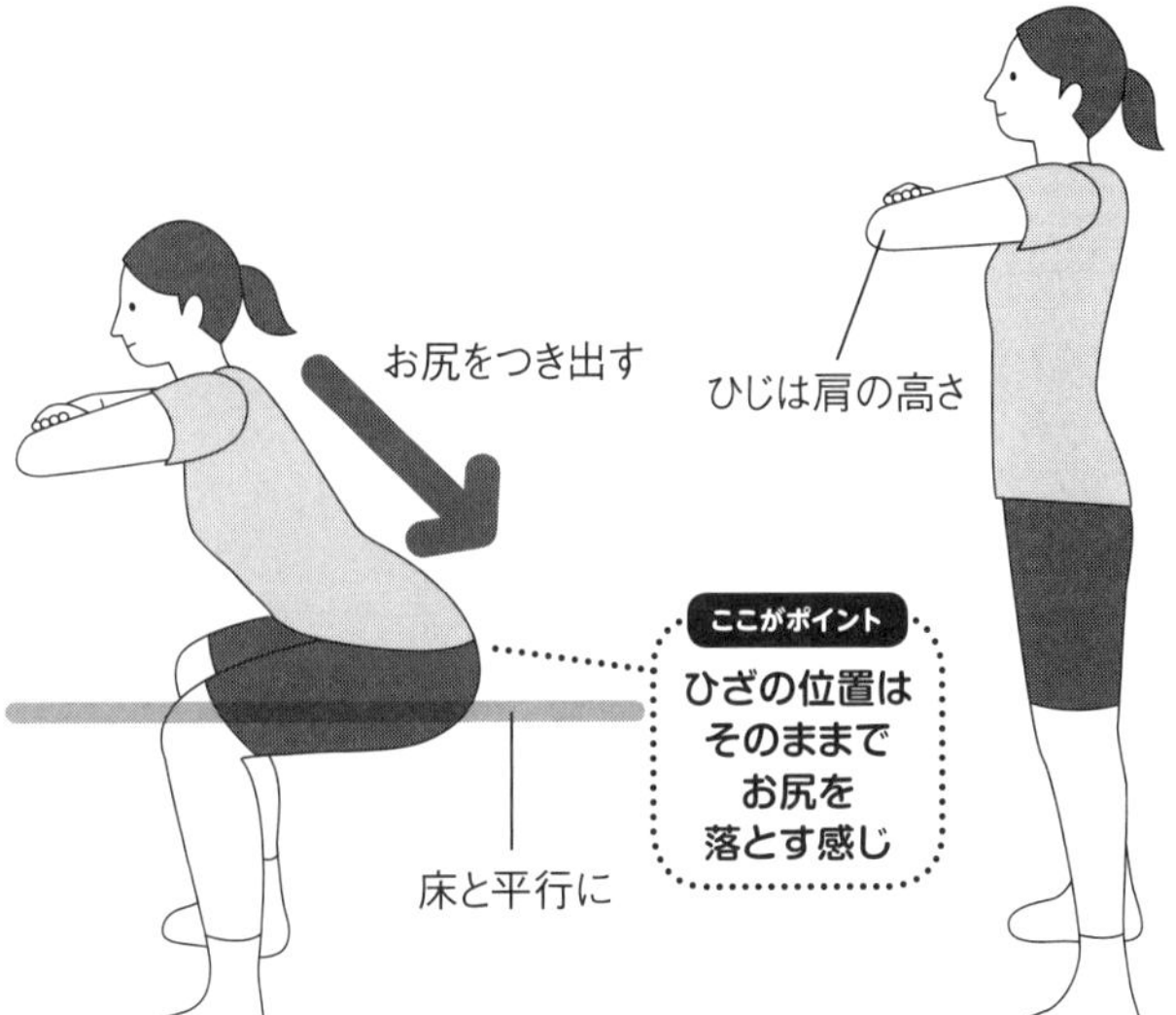

1

両脚を肩幅よりやや広めに開き、両腕は肩の高さでひじを曲げて重ね、お尻をつき出し、骨盤を前傾させ、腰をゆっくり下ろしていきます。

2

太ももが床と平行になるくらい、ひざを深く曲げてから、ゆっくりひざを伸ばし立ち上がります。このとき、ひざがつま先より前に出ないように注意しましょう。

1セット（**10**回繰り返す）

workout 02 大腿四頭筋を鍛える②「ドロップスクワット」

目的&アドバイス
- 大臀筋下部（お尻や太ももの裏側）の筋肉も鍛える
- 体を90度ひねる

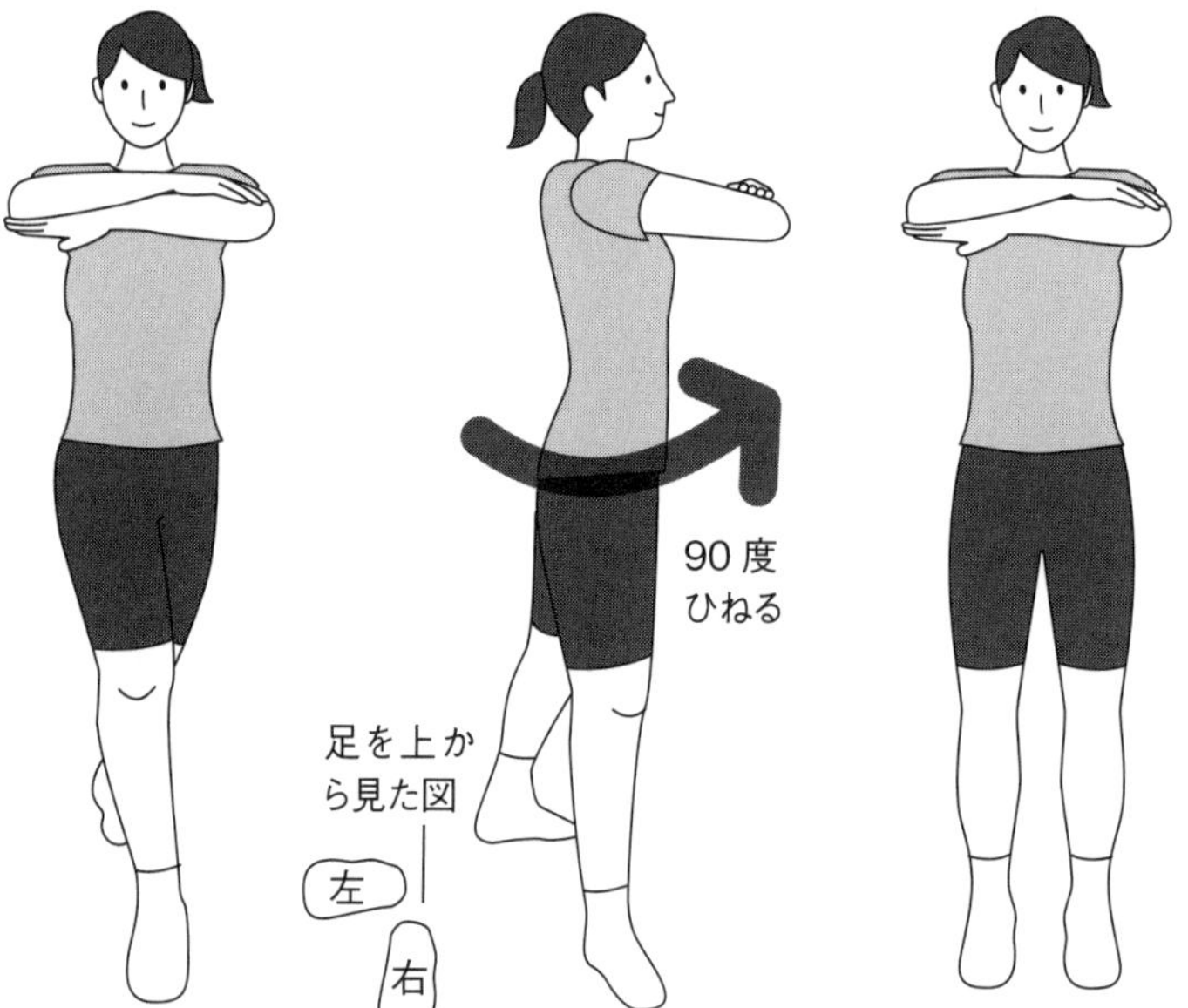

3

前足を軸にして、上半身を90度右側にひねって元の向きに直します。

2

上半身を90度左にひねりながら、左脚を大股に開いて、右脚の後ろ外側にもってきます。

1

両脚は肩幅に開き、ひじの上に手を置き、胸を張って腕を肩の高さで前に組みます。

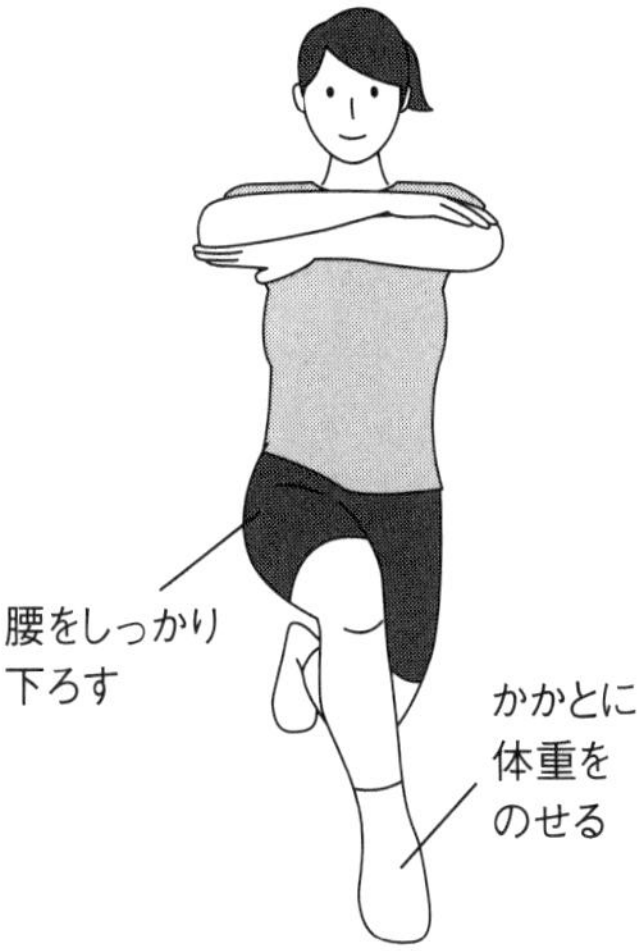

4

お尻の下の筋肉を意識して、体全体を落とします。このとき、上半身が前かがみにならないように胸を張り、前の足はかかとに体重をのせます。

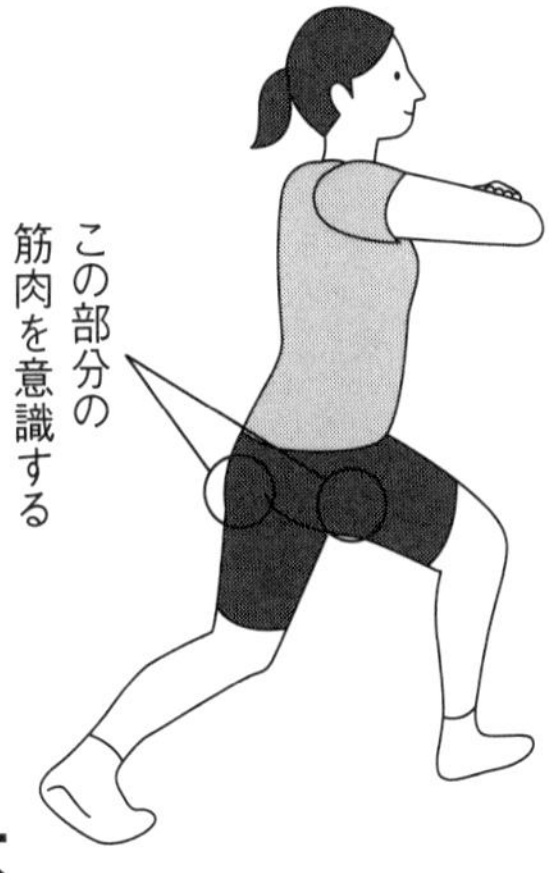

5

お尻の下の筋肉を意識しながら、立ち上がります。

1セット（**1**～**5**を**10**回繰り返す）

workout

03 内転筋（太ももの内側）を鍛える「片脚上げ」

目的&アドバイス

- 太ももの内側とバランス感覚を鍛える
- カラダの軸がぶれないように注意

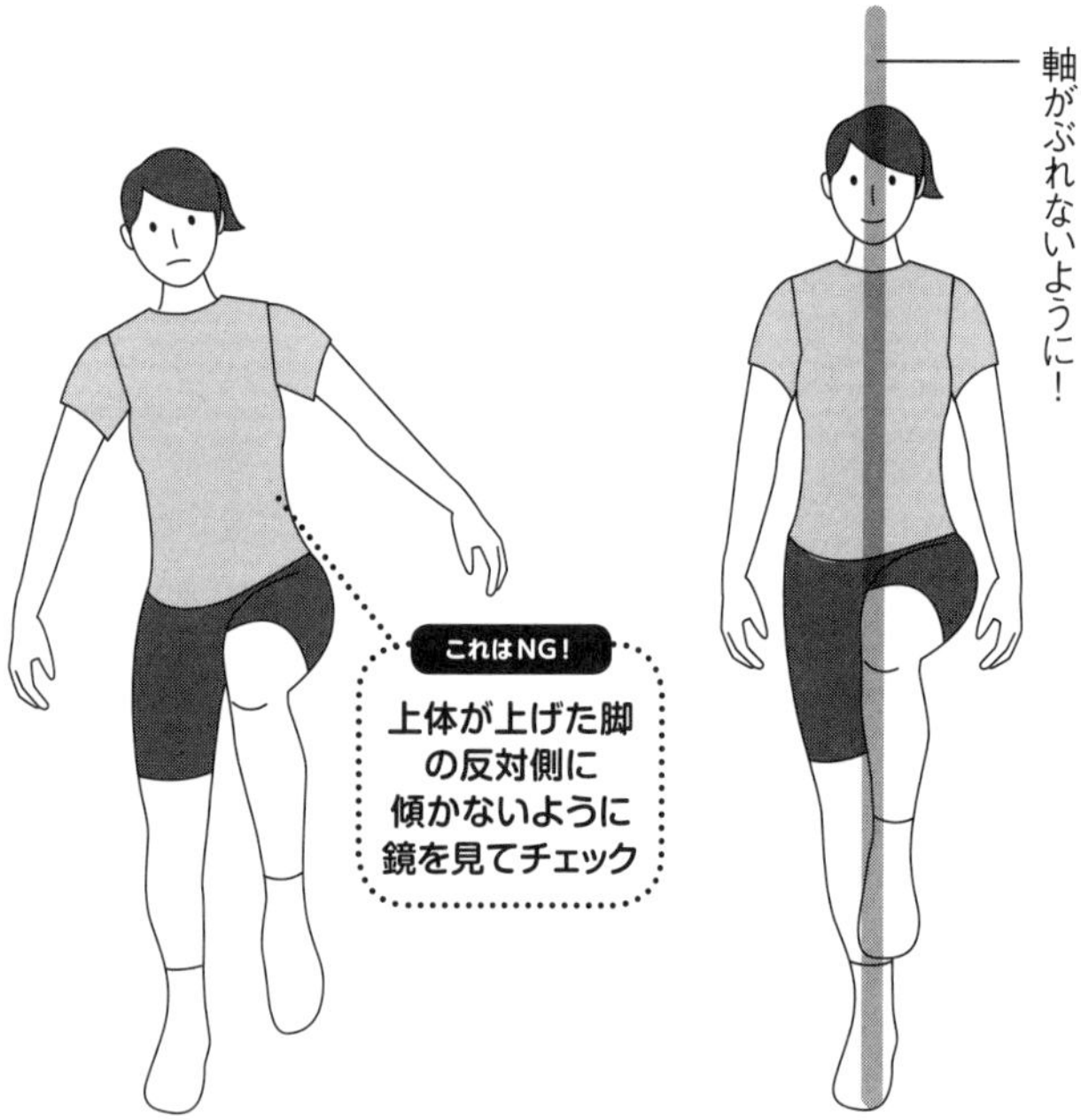

これはNG！
上体が上げた脚の反対側に傾かないように鏡を見てチェック
軸がぶれないように！

全身が写る鏡の前に自然に立ち、片脚のひざを曲げ、床と太ももが平行になる高さまで持ち上げます。

1セット（10秒キープ）

workout 04

大臀筋とハムストリングスを鍛える「インバース ハムストリングス」

目的&アドバイス
- ・お尻の下の筋肉とバランス感覚を鍛える
- ・ふらつかないように片脚で全身を支える

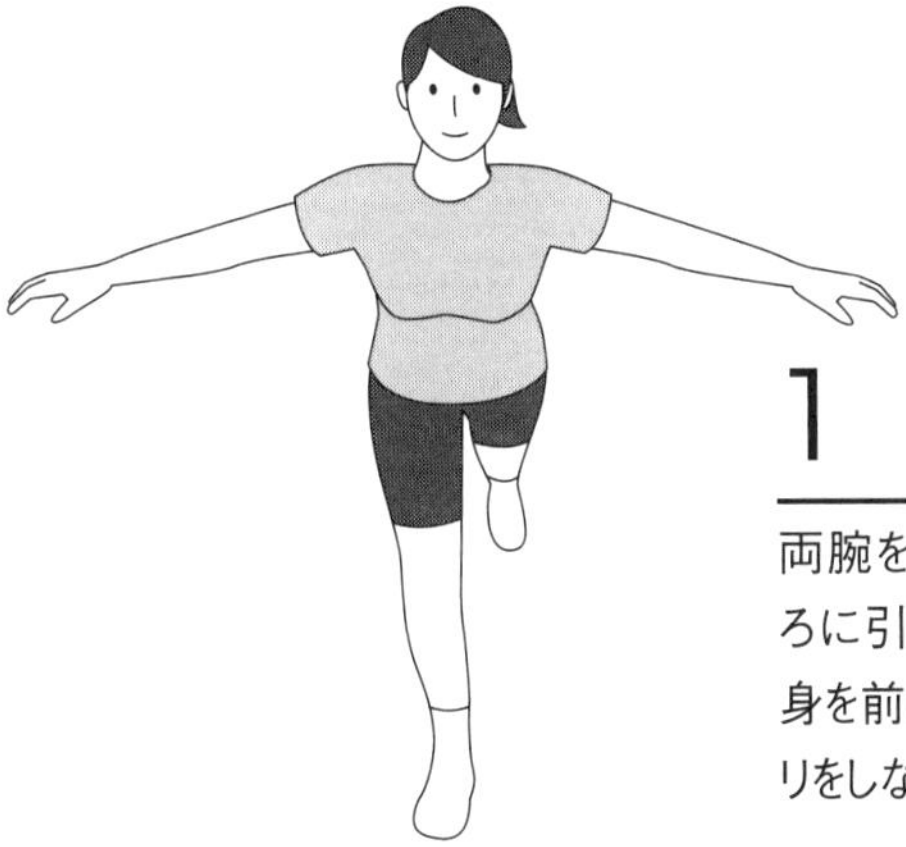

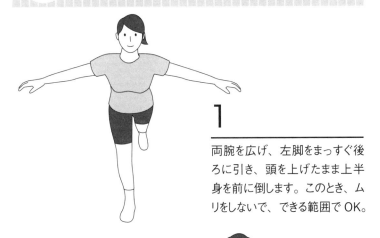

1

両腕を広げ、左脚をまっすぐ後ろに引き、頭を上げたまま上半身を前に倒します。このとき、ムリをしないで、できる範囲で OK。

2

1がふらつかずにできるようになったら、両腕は肩の高さで左右一直線になるよう大きく広げ、頭を上げたまま上半身を前に倒し、床と平行になるまで後ろの脚を高く上げます。

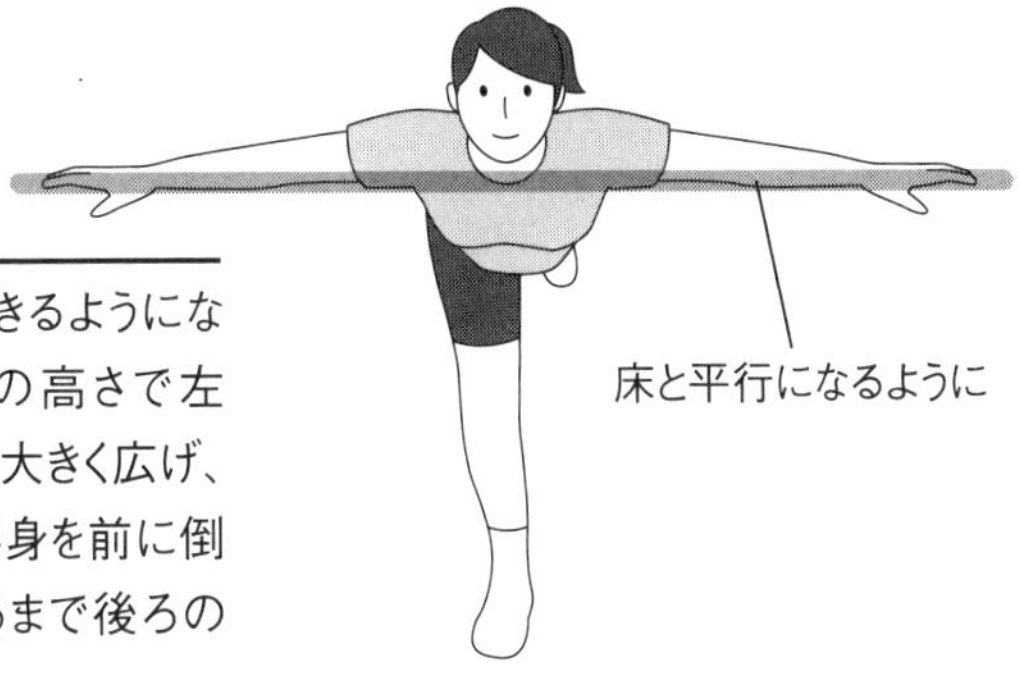

1セット（10秒キープ）

workout 05

大胸筋を鍛える①「腕立て伏せⅠ」

目的&アドバイス

・腕と胸の筋肉（大胸筋）を鍛える
・ムリのないやり方を覚える

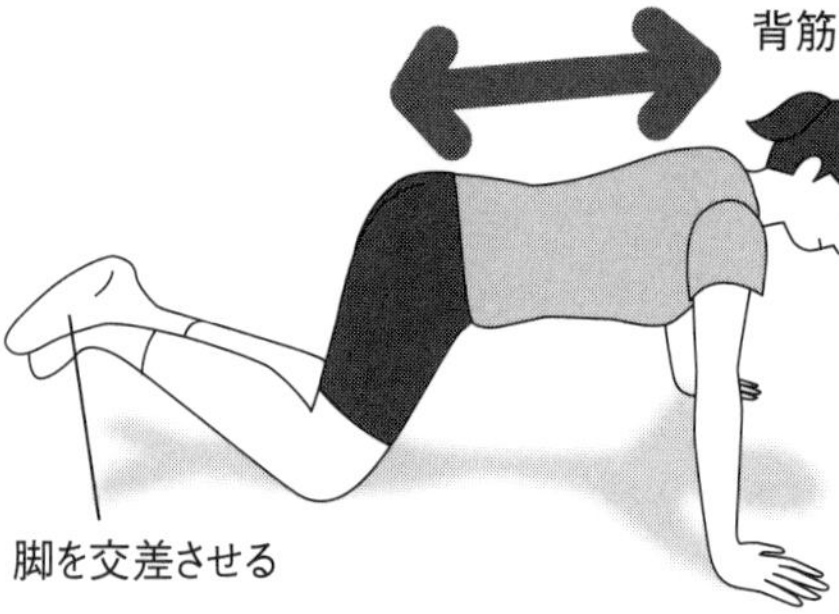

1

両腕は肩幅よりやや広めに開き、床にひざをついて四つん這いになります。このとき、脚は交差させます。

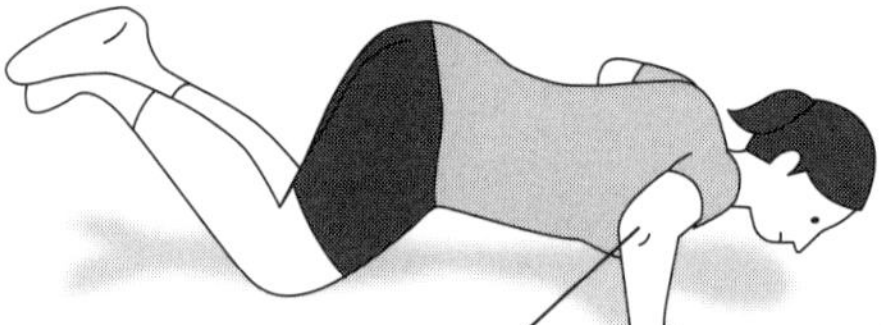

2

背中をまっすぐ伸ばし、胸を張った状態でひじを曲げて上半身を下ろします。

1セット（10回繰り返す）

workout 06

大胸筋を鍛える②「腕立て伏せⅡ」

目的&アドバイス
- より負荷をかけて、腕と胸の筋肉を鍛える
- 背筋はまっすぐに伸ばす

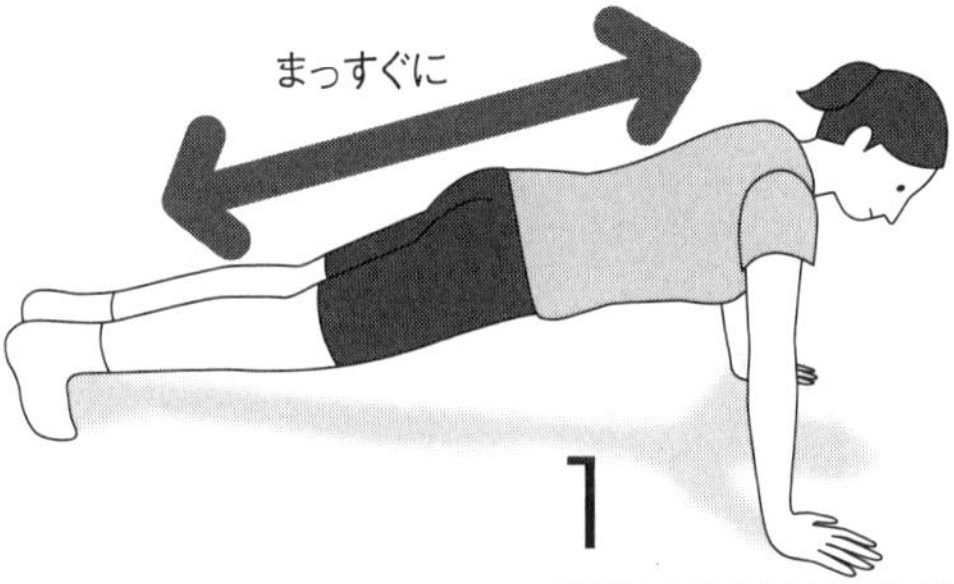

1

両腕は肩幅よりやや広めに開き、両脚はまっすぐ伸ばしたままで床につけます。

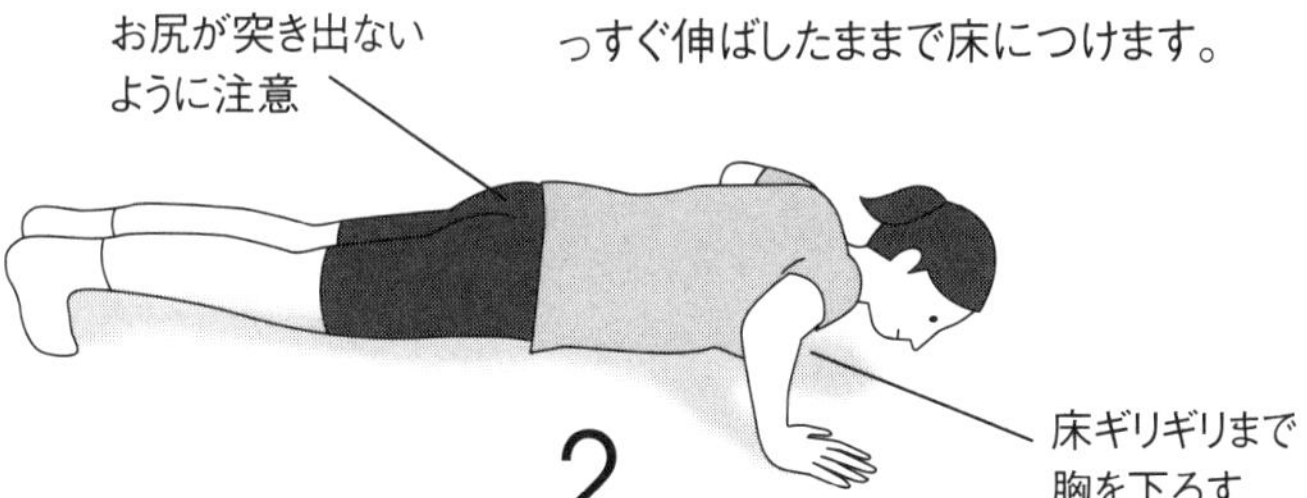

2

ひじを曲げ、胸を下に下ろしていきます。胸が床につかないようにギリギリまで下ろしたら、元に戻ります。このとき、お尻が出たり引っ込んだりしないように注意しましょう。

1セット（10回繰り返す）

workout 07

腸腰筋を鍛える「レッグレイズ」

目的&アドバイス
・腹筋と腸腰筋を鍛え、股関節周りの筋力をアップ
・下腹部を意識して、脚を動かす

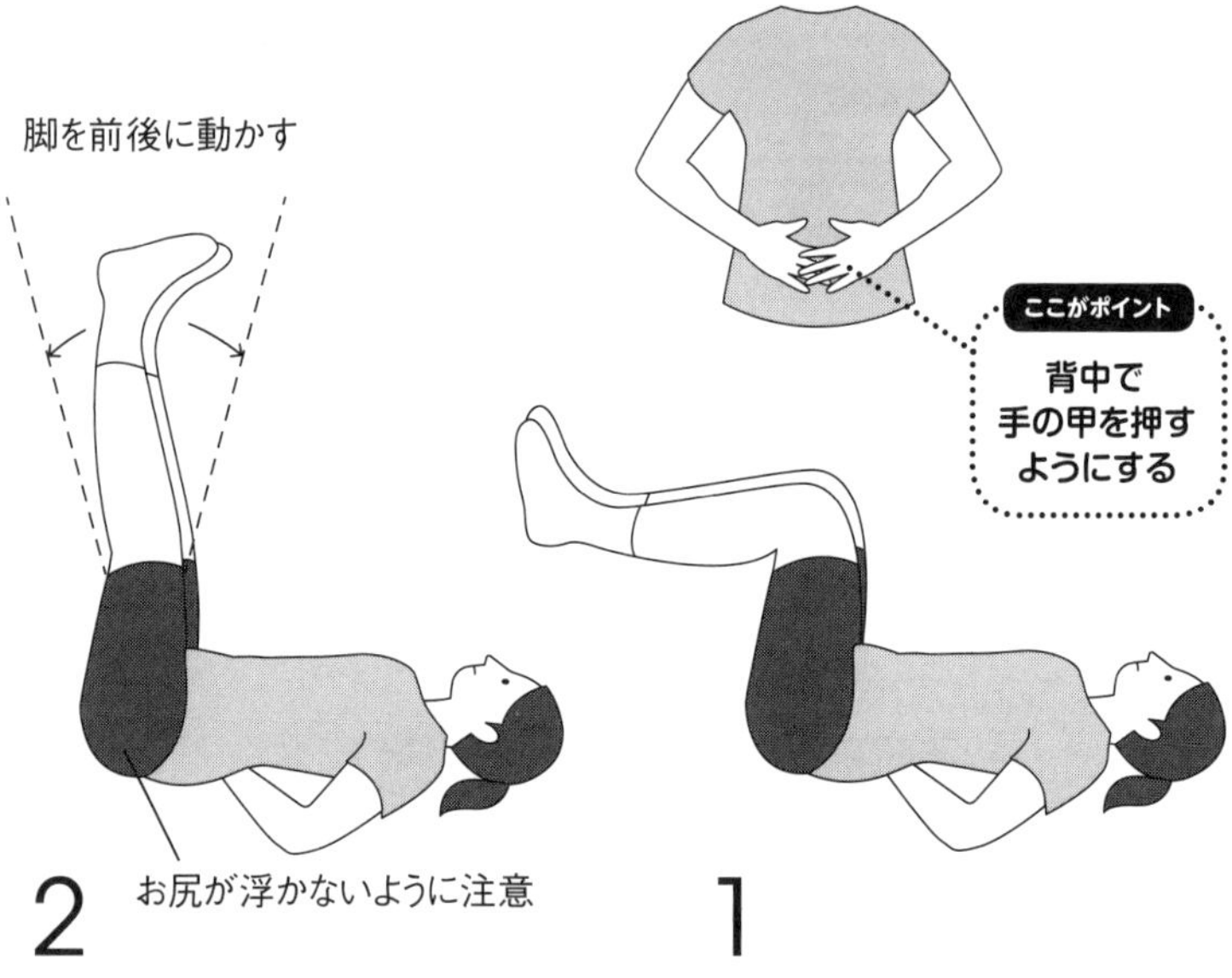

1

床に仰向けになり、両ひざを90度曲げる。このとき、両手を軽く重ね、手の甲をウエストの背中側に当てます。

2

曲げたひざを体に垂直になるまでまっすぐ上に伸ばし、つぎに両手で背中を押せる範囲内で両脚を前後に動かします。このとき、お尻が浮かないように注意。

1セット（10回繰り返す）

ストレッチでひざ痛や腰痛のお悩み解消

僕も腰痛に悩まされてきましたから、痛みのつらさはわかります。でも、痛いからといって体を動かさないと、筋肉は衰えていくばかり。そこで、池澤さんにひざ痛と腰痛、そして肩の痛みを予防・改善するストレッチを教えてもらいました。

痛みを予防・改善する基本は、**筋肉のコリをほぐして血行をよくする**こと。ストレッチの大きな目的は、「体の柔軟性を高めること」と「痛みや障がいの予防」にあります。

ストレッチで筋肉や腱を伸ばして関節の可動域を広げ、しなやかな筋肉をつくることは、痛みを改善するばかりではなく、ケガや故障を防ぐ働きもあります。

また、**ストレッチは筋肉の緊張を取り除き、血行をよくする**効果もあるので、体調不良の改善に役立ちます。

ストレッチのコツは、基本姿勢を覚えることと、**弾みをつけずにゆっくり伸ばす**こと。また、鼻から大きく息を吸い、鼻からゆっくり息を出す腹式呼吸と組み合わせて、心身をリラックスさせることも大切です。

ひざ痛や腰痛、肩こりなどに悩んでいる人は、トレーニングと一緒にストレッチも行うといいでしょう。

ただし、トレーニングと同じようにムリは禁物です。できる範囲で筋肉を伸ばすようにするといいでしょう。

stretch 01

「肩こり」予防・改善ストレッチ

首や背中の上部、肩などの筋肉が凝って、血行が悪くなることで起こる肩こり。その原因として考えられるのが、長時間、パソコンなどに向かって作業をすることや、眼精疲労、運動不足、ストレスによる緊張など。肩こりがつらいなあと感じたら、肩甲骨周りの筋肉を伸ばすと効果的。イスの背もたれやテーブルなどを利用して、背筋も十分に伸びるので、猫背を改善する効果も期待できるストレッチです。

肩甲骨を伸ばす

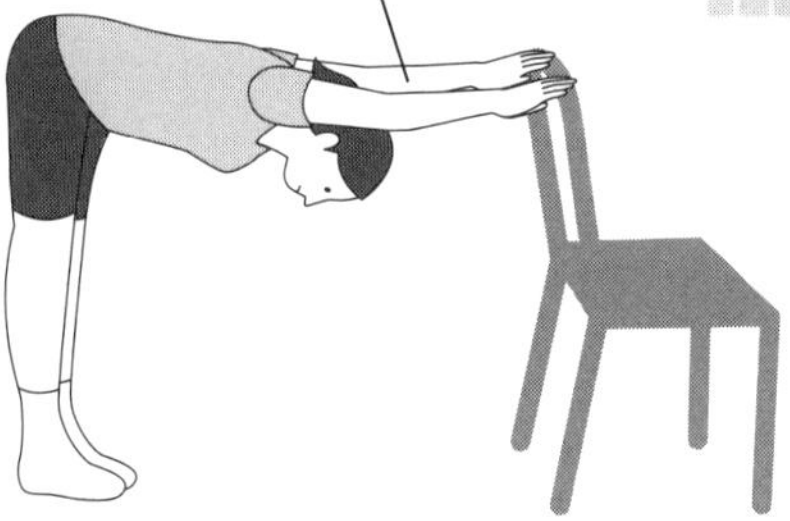

背もたれに両手をかけて、両腕はまっすぐ伸ばし、直角になるように上半身をゆっくりと前に倒します。

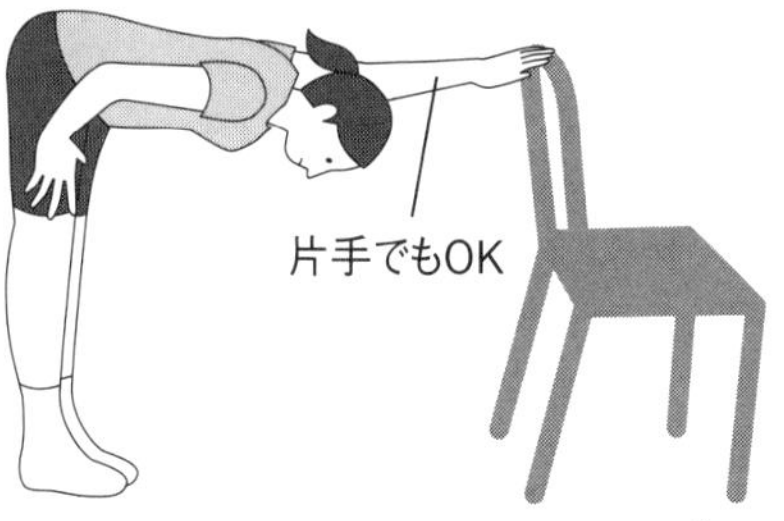

両手が難しい人は、片手でもOK。やり方は、両手の場合と同じで、上半身を深く前傾させて、両腕をまっすぐ伸ばします。

1セット（10秒キープ）

stretch 02

「ひざ痛」予防・改善ストレッチ

大腿四頭筋を伸ばす①

—イスに座ってひざの負担を軽く

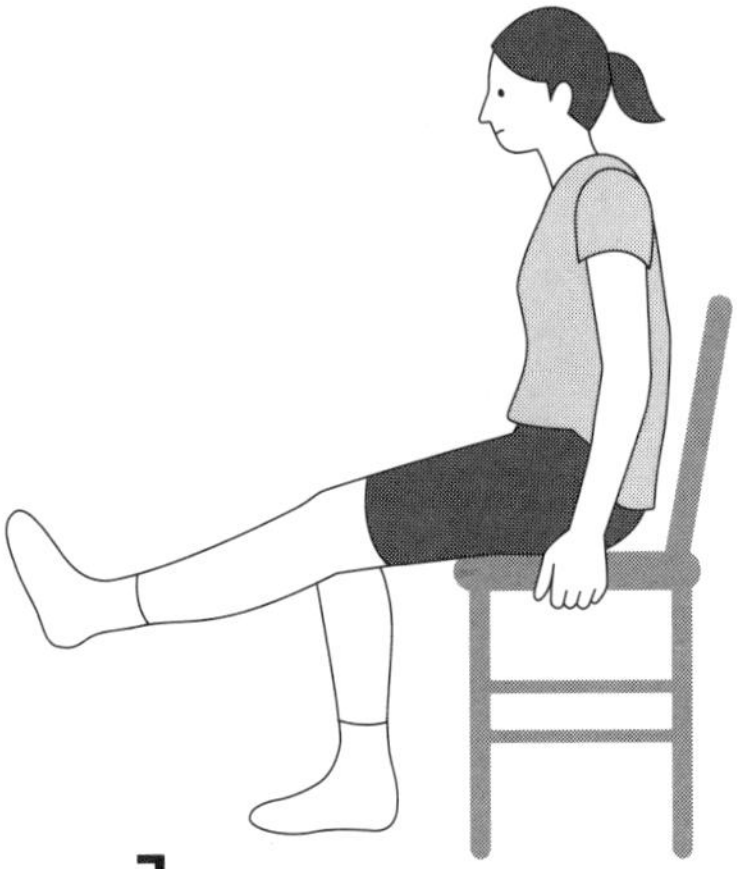

1

浅くイスに座り、両手はイスの両側を持ち姿勢を安定させ、ひざがまっすぐになるように片方の脚を上げます。

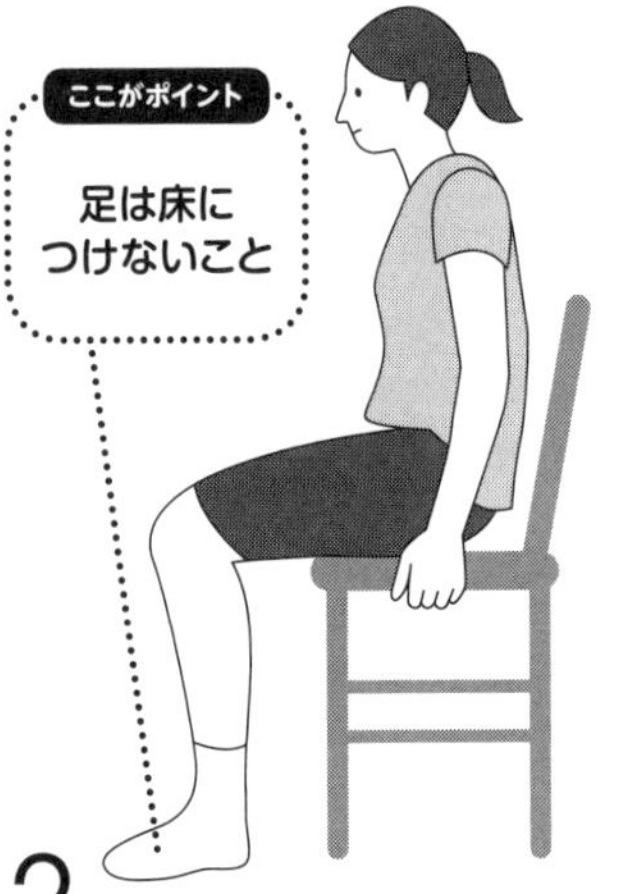

2

伸ばした脚を元に戻しますが、このとき、床につかない高さをキープして、脚の曲げ伸ばしを行う。

1セット（片脚**10**回、脚を替えて**10**回）

ひざを動かしているのは、大腿四頭筋（太ももの前側の筋肉）と、ハムストリングス（太ももも裏側の筋肉）の2つの筋肉。ひざを伸ばすときは大腿四頭筋が、ひざを曲げるときにはハムストリングスが使われます。このうち、ひざが痛いと大腿四頭筋に負担がかかるので、太ももの前面の筋肉がパンパンに張っています。そこで、まず太もものこの部位を両手でもみほぐすことが大事。ここで紹介するのは太ももの筋肉を伸ばし、血行をよくすることで痛みをやわらげる2種類のストレッチです。

大腿四頭筋を伸ばす②

―イスの背もたれを利用する

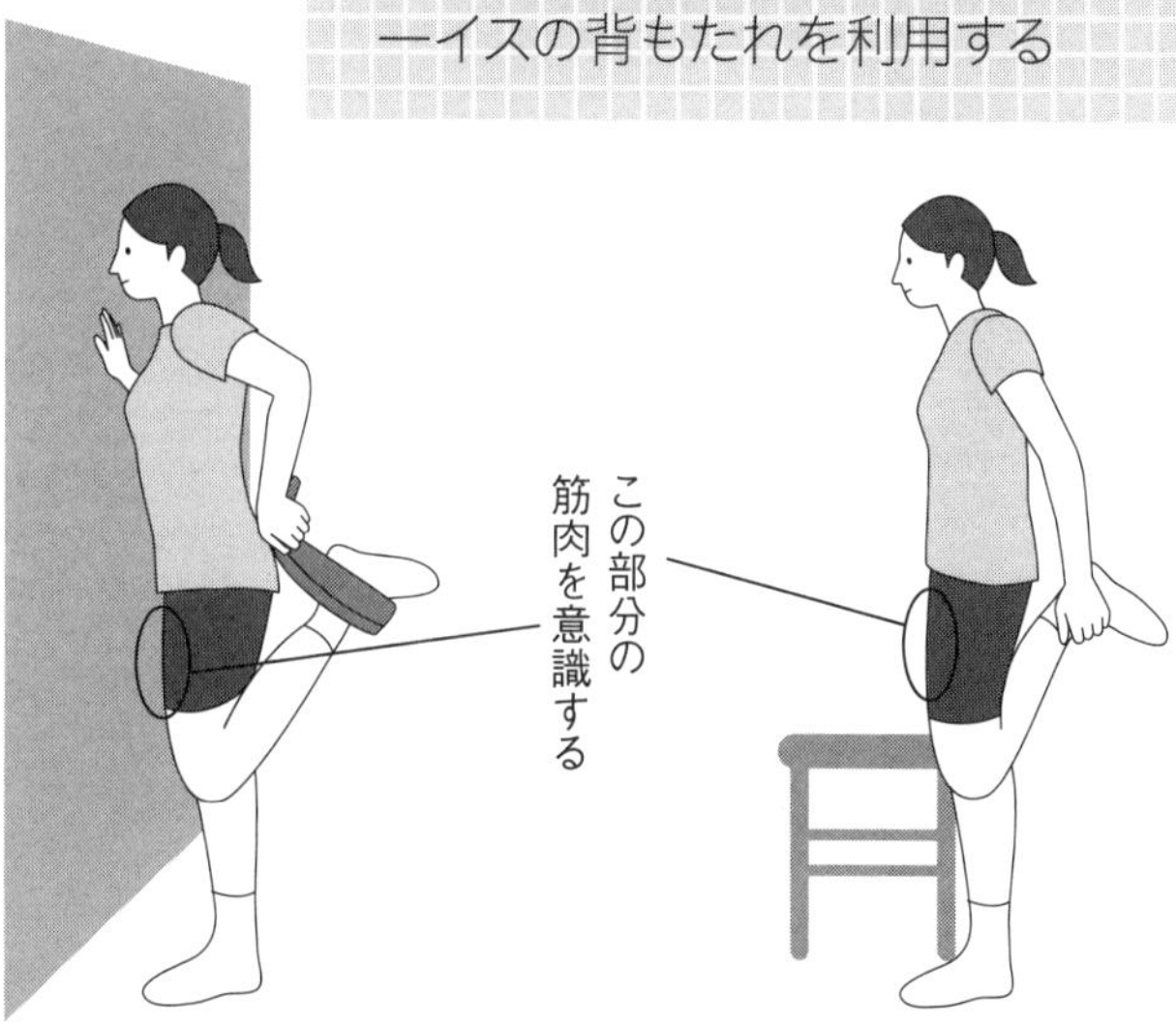

自宅にあるタオルを利用するやり方。壁などを利用して片手で上半身を支え、もう片方の手で、足首に巻いたタオルを引っ張るように持ち上げます。

イスの背もたれなどを利用して片手で上半身を支え、反対側の手で片方の足首を持って、後ろに引き上げます。

1セット（片脚**10**回、脚を替えて**10**回）

stretch

03 「腰痛」予防・改善ストレッチ

お尻から太ももの裏側の筋肉を伸ばす

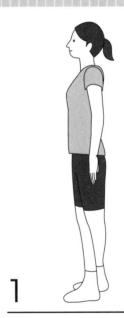

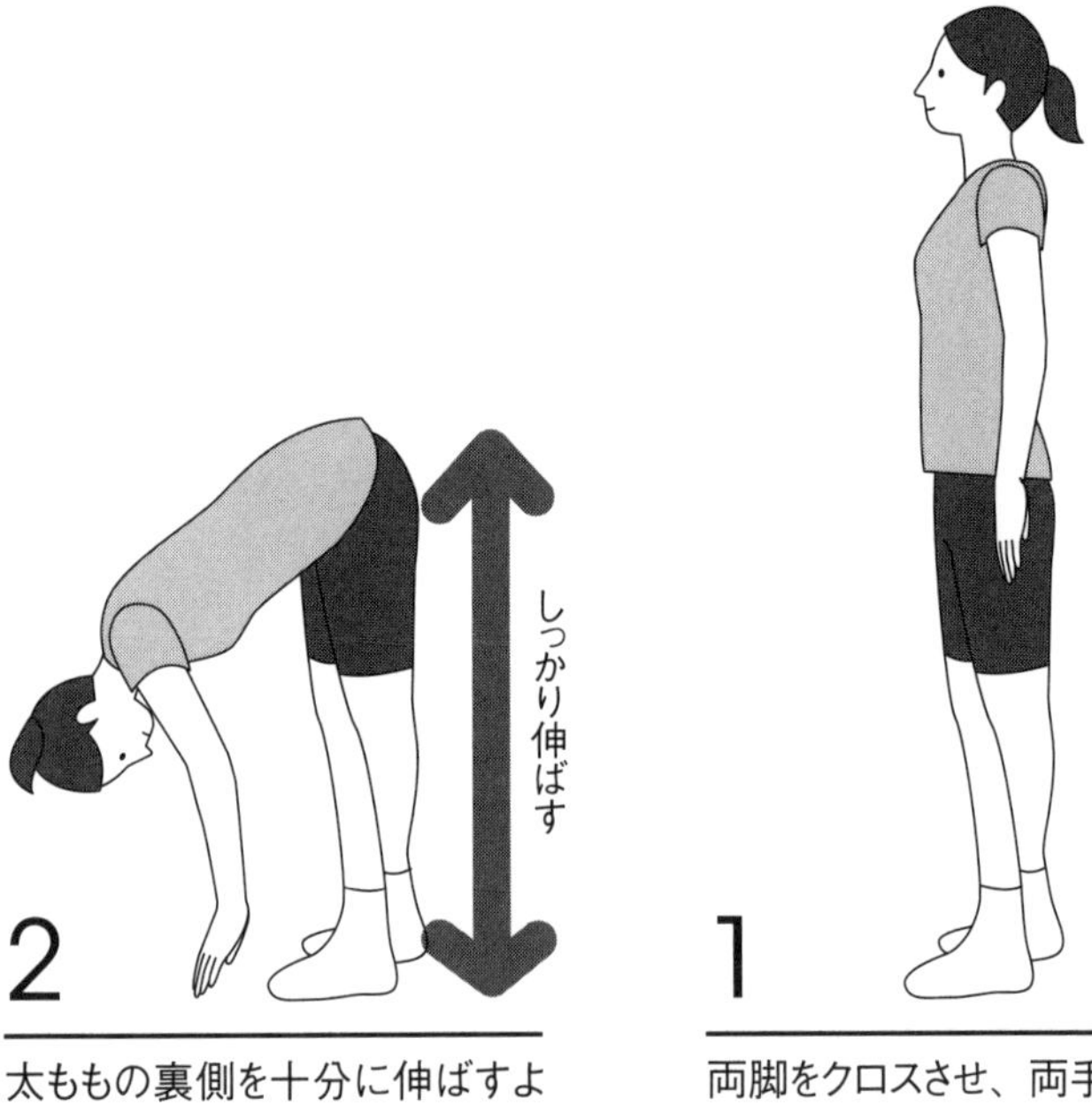

1

両脚をクロスさせ、両手を下ろして立ちます。

2

太ももの裏側を十分に伸ばすよう、上半身を前に倒して床に手をつきます。

1セット（片脚**10**回ずつ）

デスクワークや車の運転など、長い時間座っていることが多い人ほど、腰痛に悩まされています。椎間板ヘルニアや腰部脊柱管狭窄症のように、原因がはっきりしている腰痛はごくわずか。腰痛のほとんどは、原因不明。そんな慢性的な腰の痛みに効果的なのが、お尻から太ももの裏側の筋肉のコリを解消するストレッチです。これらのストレッチで腰の周りの筋肉をほぐして伸ばすことで、痛みがやわらぎます。

お尻の下のトレーニング

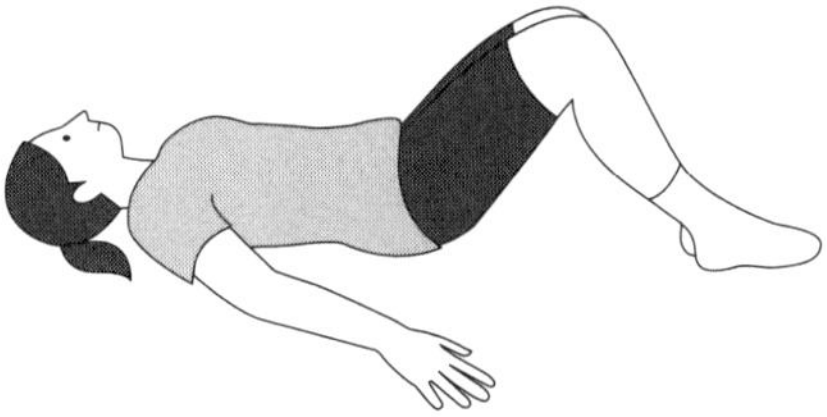

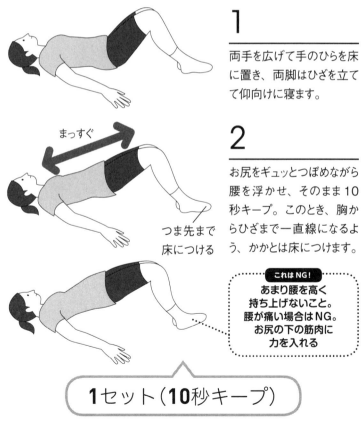

1

両手を広げて手のひらを床に置き、両脚はひざを立てて仰向けに寝ます。

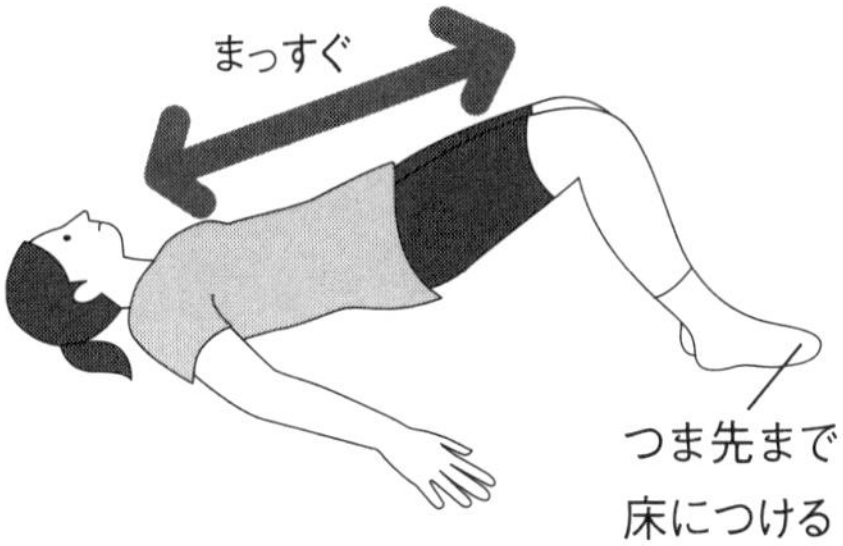

2

お尻をギュッとつぼめながら腰を浮かせ、そのまま10秒キープ。このとき、胸からひざまで一直線になるよう、かかとは床につけます。

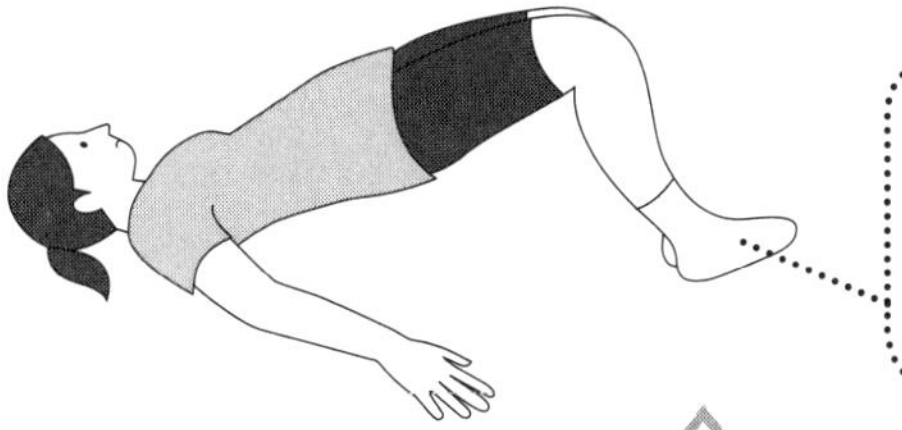

これはNG!

あまり腰を高く持ち上げないこと。腰が痛い場合はNG。お尻の下の筋肉に力を入れる

1セット(10秒キープ)

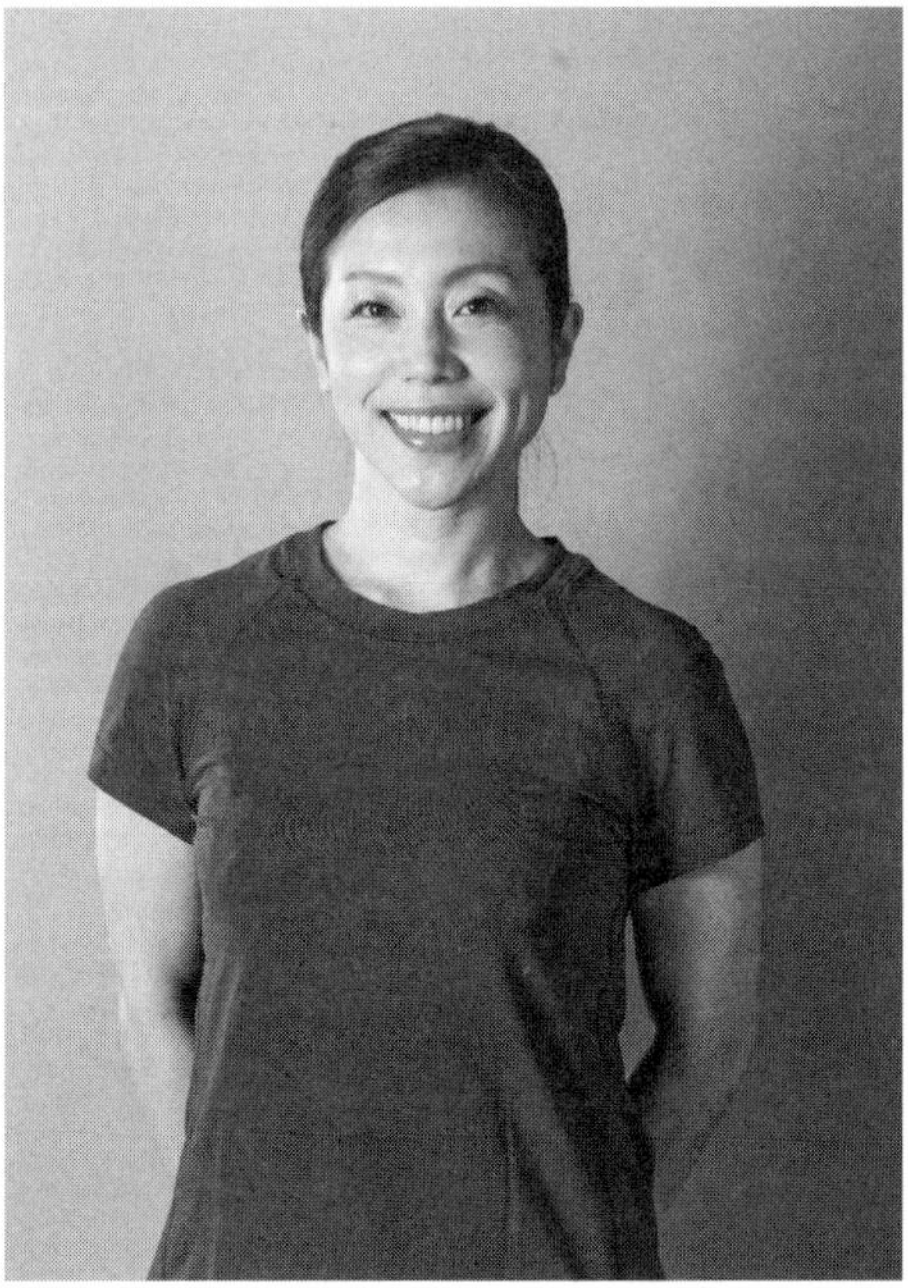

〈トレーニング指導〉

池澤　智●いけざわ・とも

　トータル・ワークアウトプレミアムマネジメント株式会社 代表取締役社長／パーソナル・トレーナー。

　パーソナル・トレーナーを目指し、トータル・ワークアウト創設者ケビン山崎の元へ渡米。多くの有名人やセレブのボディメイクを手掛け高い評価を得る。2012～16年、ミス・ユニバース・ジャパン オフィシャルトレーナーとして、ファイナリストたち46名のボディメイクをプロデュース。各店舗には、自身が考案した美しいカラダをつくるための高たんぱく質・低脂肪・低糖質メニューを提供するカフェ、『TOTAL FOODS』がある。

　主な著書は『なりたいカラダになる食材のルール』（実業之日本社）、『代謝を上げると仕事が進む』（日本経済新聞出版社）など。

第3章

食文化史研究家
永山久夫さんに聞く〝究極の長寿食〟

長生きは「胡《ご》麻《ま》豆魚《さかな》梅《うめ》参《じん》茶《ちゃ》」を摂ることから

自前の「健康力」で2025年問題を乗り切る！

僕は、元気なお年寄りが普段どんなものを食べているのか、とても興味があります。何をどう食べれば長生きできるのかがわかれば、食生活のヒントになると思うからです。そこで、長年にわたって長寿村の食生活を研究し、『長寿村の一〇〇歳食』（角川書店）という著書がある食文化史研究家の永山久夫さんと「長生きするには何を食べたらいいのか」をテーマに話し合いました。

なぜ、日本が世界一の長寿国になれたのか、その秘訣は、日本人が昔から食べてきた和食にあったことを再確認しました。超高齢社会を迎え、がんや認知症になる人が増えています。毎日の食事でそれらの病気を予防できれば、老後の不安のひとつが解消されるのではないでしょうか。老化を防ぎ、認知症も予防できる素晴らしい食べ物が、意外に身近にあることがわかったのは、僕には大きな収穫です——。

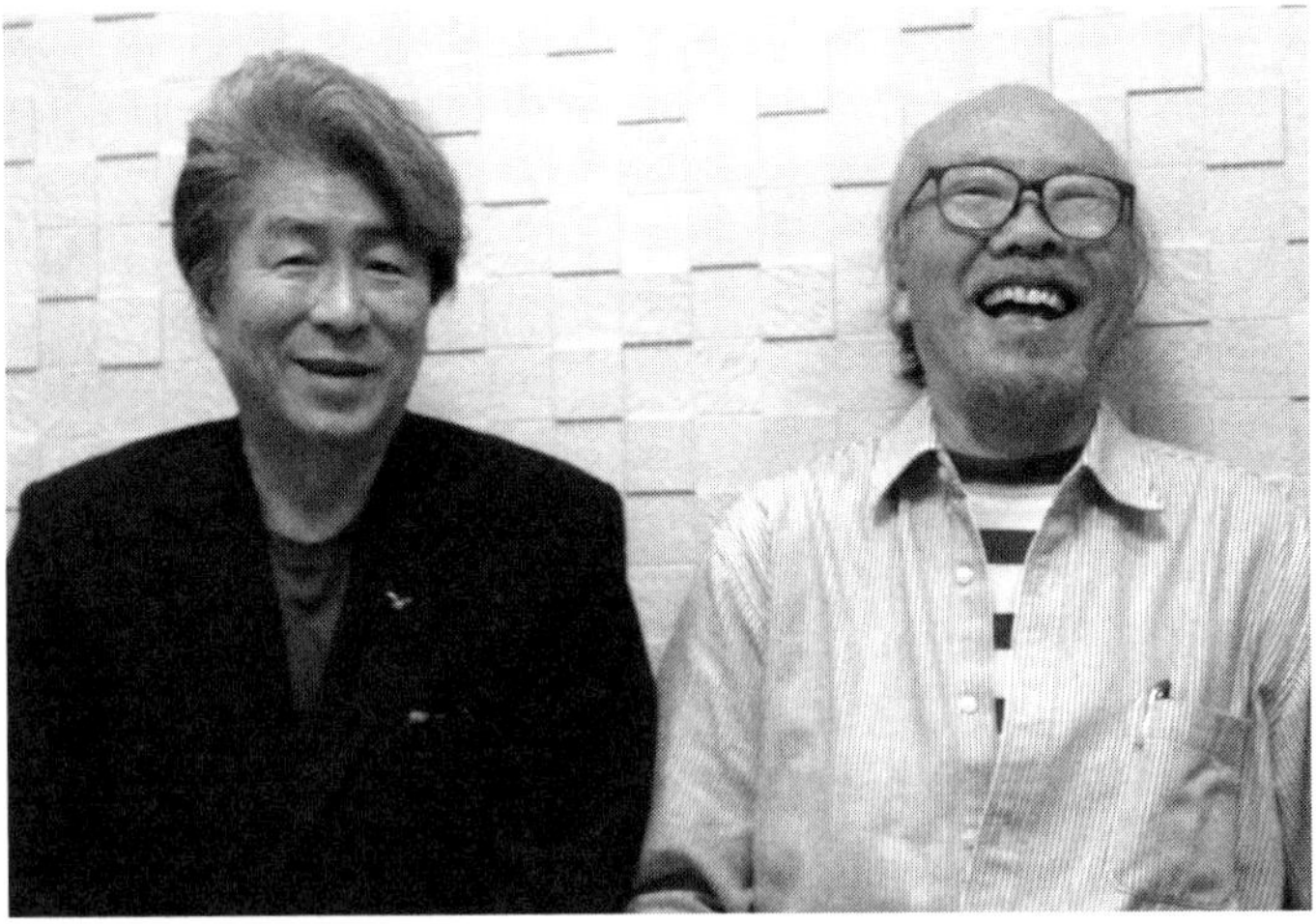

「100歳まで現役を目指す」という永山さんとすっかり意気投合。長寿食をめぐって白熱したトークが繰り広げられた。

“後期高齢者”

鳥越　僕は2016年3月の誕生日で“後期高齢者”になりました。何が変わったかというと、健康保険証が変わるんですよ。これには正直、ビックリしました。保険証にはわざわざ「後期高齢者」と明記されているんです。お役所が国民をモノ扱いしている感じがして嫌ですね。英語では高齢者のことを「シニア・シチズン」といいますが、年長者へのリスペクトを感じます。一方、日本では人生の先輩というより、「後期高齢者」の烙印を押して、あとはないぞといっているようです。あとは、“末期”しかないのかと……（笑）。

永山　江戸時代の川柳に**「80の手習い、90に間に合う」**というのがあります。江戸時代のシニアといえば、現役を退いたご隠居さんでしょう。彼らには多少の蓄えがあって時間もたっぷりあるので、狂歌をやったり、絵を描いたり、小唄を習ったりと、いろんな趣味を楽しんでいました。年をとってから学問や習い事を始めることを、私たちは「60の手習い」といいますが、すでに江戸時代には「80の手習い」という言葉もあったことに驚かされます。しかも、80歳になっても新しいことに挑戦しようというわけですから、江戸の人々は老いを前向きにとらえていたんだなあと感心します。

鳥越　日本では80歳以上の高齢者人口が平成27年には1000万人を突破したそうです。〝人生90年時代〟の到来で、それこそ川柳の世界ですね。ただし、問題は平均寿命が延びているのに、健康寿命は延びていないことです。認知症や寝たきりで介護が必要な人も少なくありません。誰もが長生きできる社会は、人類の理想「シャングリラ」でもあったわけですけど、その反面、〝健康〟とはいえない人が増えています。

永山　それがいちばんの問題ですね。介護する人もされる人も、ともにつらい思いをしているのが現実です。厚生労働省のデータによると、老人医療費が国民医療費の3

分の1を占めているそうです。いま、国の医療費が40兆円ですから、ここまで巨額になると、財政的に大丈夫なのかと心配になります。医療費を削減するためには、健康寿命を延ばすことはとても重要です。「平均寿命イコール健康寿命」を目指せば、医療費の削減にも役立ちます。そういうことを考えると、私は**江戸の町人や戦国時代の武将たちは、生命力にあふれた元気な人も多い**ので、大いに学ぶべきなのではないかと思っています。

鳥越　ほう。なぜ、戦国や江戸時代なのでしょうか。

永山　医学が発達していない時代ですから、今日では命をなくすほどではない病気、たとえば盲腸のような病気になっても命取りです。ケガもそうですね。また、食あたりや風邪をひいてもすぐ治るかどうか、免疫力も高くないと生き残れない。そういう意味で、自前の「健康力」が絶対条件です。調べてみると、戦国・江戸時代には80、90歳はもちろん、100歳まで生きた人もいます。有名なところでは、葛飾北斎（90歳）や滝沢馬琴（82歳）あたりがいます。

鳥越　戦国時代よりもっとさかのぼれば、浄土宗の開祖・法然上人は80歳だし、親鸞聖人は90歳ですからね。お坊さんの中には、長生きの人も多かった。しかも、お坊さんたちは粗食といわれていますね。

永山　室町時代の浄土真宗中興の祖といわれる蓮如は85歳で亡くなっているんですが、生涯に5度の結婚をして、27人もの子どもをもうけています。並外れた体力の持ち主です。

鳥越　鎌倉や室町時代にそんなにご馳走があったわけではないでしょう。むしろ、現代人の長寿と、そうした医学や食糧事情がままならない時代の長生きとは、質が違うのではないかと思いますね。

永山　その通りです。私は、現代人は医療の発達の恩恵に加え、ビタミンやミネラルなどの健康食品、あるいはトクホなどもありますから、そうしたものにお金をかけて、人工的に寿命を延ばしていると思っています。一方、医学が発達していない時代というのは、**持って生まれた生命力**――英語では「バイタルフォース（Vital Force）」――が寿命を決めていたのではないかと思いますね。2025年には、日本で最も人口が多い団塊の世代が後期高齢者になります。高齢化率とは65歳以上の高齢者が全人口に占める割合のことですが、WHO（世界保健機関）では高齢化率が21％を超える社会を「超高齢社会」と定義しています。その高齢化率が25年には約40％と予想されていますから、「超・超高齢社会」がやってくるというわけです。

鳥越　日本は世界でも類を見ない〝老人大国〟になろうとしていますね。

永山　そうなると、医療費はもちろんですが、介護をはじめとする老人福祉関連の費用がもたない。つまり、国が面倒を見てくれない時代がやってくるということです。だからこそ、**自前の健康力を高めておく必要がある**のです。

戦国武将たちは意外に長命だった！

鳥越　永山さんがおっしゃる自前の健康力というのは、なるべく病院や薬、あるいは高額な健康食品などのお世話にならずに、**日常生活の中で健康維持、あるいは向上に**

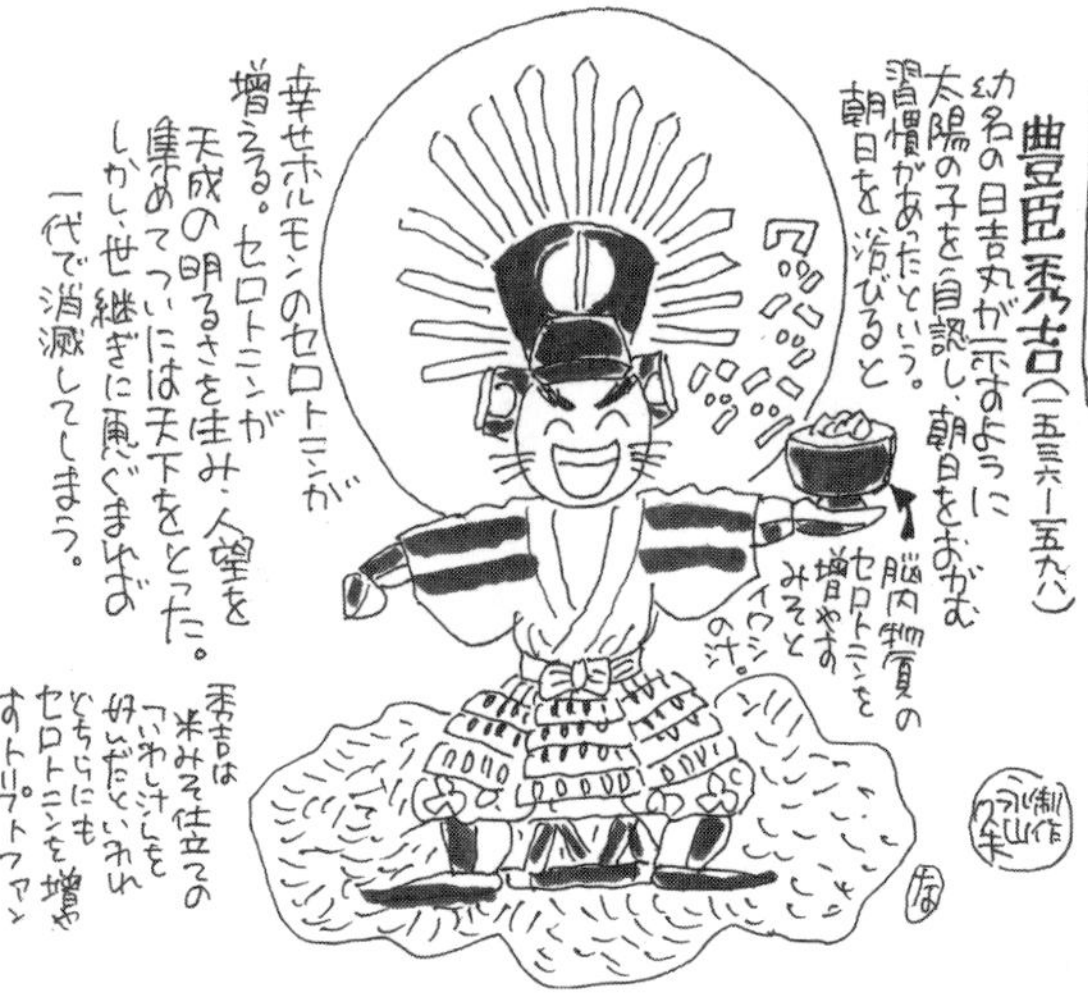
セロトニン人間
豊臣秀吉（一五三六—一五九八）
幼名の日吉丸が示すように太陽の子を自認し、朝日をおがむ習慣があったという。朝日を浴びると
脳内物質のセロトニンを増やすみそとイワシの汁。
幸せホルモンのセロトニンが増える。セロトニンが天成の明るさを生み、人望を集めてついには天下をとった。しかし、世継ぎに恵まれず一代で消滅してしまう。
秀吉は米みそ仕立ての「いわし汁」を好んだといわれどちらにもセロトニンを増やすトリプトファンが多い。
永山久夫制作

努めるということですね。

永山　そうです。日本の皆保険制度は非常に優れた制度だと思いますが、弊害もあります。それは、些細な病気でもお医者さんや薬に頼ってしまい、「自分の健康は自分で守る」という意識が低下してしまったことです。私は食文化を通して歴史の研究をしてきました。それでわかったことは、戦国時代の武将たちは戦いに明け暮れていたばかりでなく、健康管理にも気を配っていたということです。

鳥越　日本の歴史の中で、戦国時代ほど可能性のあった時代はないですね。百姓から天下人になった豊臣秀吉のような人物もいたわけですから。

永山　興味深いのは戦いに明け暮れていたにもかかわらず、意外に長生きした人も多いんです。文献などで死亡した年齢を調べてみると、最長寿は武将ではありませんが、徳川家康に仕えた僧・天海が一説には１０８歳ともいわれています。生まれた年がはっきりしないのですが、１００歳を超えていたことは確かのようです。有名な戦国大名では北条早雲が88歳（64歳説もあり）で、その子どもの北条幻庵が97歳といわれていますから、長寿の家系ですね。２０１６年のＮＨＫ大河ドラマ『真田丸』の主人公・真田幸村の兄の信之（信幸）は93歳です。

鳥越　真田家は親と兄弟が分かれて、豊臣側と徳川側についたことで家を守った。信州には真田家がそのまま残っています。それにしても、信之は長生きですね。何か秘訣があったのでしょうか。

永山　信之が何を食べていたかを調べたら、**無類のそば好き**でした。

鳥越　そばは体にいいといいますね。

永山　抗酸化成分として有名なポリフェノールの一種、**ルチン**を豊富に含んでいるからです。植物は紫外線の害や虫などから自分自身を守るために、ポリフェノールやカロチノイドといった「フィトケミカル」と呼ばれる物質をつくりだしています。紫外線の強い地域ほど、それに対抗するために抗酸化力が強くなります。たとえば、南米ペルーのアンデス高地が原産のトマト。強い抗酸化力で知られるカロチノイドの一種、リコピンを豊富に含んでいます。そばも例外ではありません。日差しが強く、寒暖の差が激しいといった厳しい環境で育つと、そばは身を守ろうとしてルチンを盛んにつくりだします。ですから、そばは栽培された地域によって、成分に差が生じるのです。高地で栽培されたものほど、ルチンを多く含み、抗酸化力に優れていることになります。

鳥越　なるほど。私たち生き物は、酸素を体内に取り入れて、それをエネルギーに変えて生きていますから、当然、その副産物として活性酸素が発生します。最近ではその活性酸素が、老化やがん、生活習慣病を引き起こすなどさまざまな悪さをすることがわかってきました。その活性酸素を無害化してくれるのが、ルチンなどのポリフェノールに代表される抗酸化成分ということですね。

永山　しかも信之が食べていたのは信州そばですから、江戸周辺でつくられているそばに比べて、ルチンが多く含まれていたはずです。**ルチンには血管の弾力を保ち、高血圧や動脈硬化といった生活習慣病を防ぐ働き**があります。だからこそ、信之は長生きできたといえるのではないでしょうか。そばを食べるんだったら、信州のような高冷地で栽培されたそばのほうがおすすめです。

鷹狩りには足腰を鍛える効果があった

永山　戦国武将たちの健康法でとくに注目したいのが、鷹狩りを好んだということです。鷹狩りは、文字通り鷹を使って野鳥などを捕らえる狩猟のことで、戦国時代には大名たちが盛んに行うようになっていました。家康は75歳で亡くなっていますが、当時としては長寿の部類に入ります。その家康は静岡の駿府城に隠居してから鷹狩りに熱中し、70歳の頃でも年間約50回は行っていたそうです。

鳥越　年間50回といえば、ほぼ週1回のペース。現代でいえば、会社員が週末にゴルフ場に通うという感覚なのでしょうね。

永山　鷹狩りには2つの健康効果があったと考えられます。ひとつは運動効果です。獲物を追って野山を歩いたり走ったりするわけですから、**自然に足腰を鍛える**ことができました。

鳥越　それも楽しみながらという点が大きいですね。何事も、楽しくないとつづかない。

永山　そうです。ただ家康は鷹狩りについて、「遊びのためだけでなく寒くても暑くても関係なく走り回ることで病気になることを防げる」と書き残したそうです。家康は下半身を鍛えることは、老化を遅らせることだと自覚していたのではないでしょうか。

鳥越　家康が「走り回ることで病気を防げる」と考えていたことがポイントですね。**走り回ることは、「大腿四頭筋」を使うこと**ですから、期せずしてその筋肉を鍛えていたことになります。

永山　そうなりますね。もうひとつの効果というのが、たっぷり走り回ったあとはお腹が空きますから、狩りのあとは「御狩場焼《おかりば》き」を食べていたんじゃないかと……。

鳥越　獲物をその場で食べていたということですね。

永山　獲物のほとんどは野鳥ですから、シンプルに焼いて食べたんでしょうね。実はこの鳥を食べていたことも、健康にはとてもいいということが最近の研究でわかってきました。

鳥越　ほう、鳥ですか。

永山　鳥の羽の付け根、つまり胸肉には**「カルノシン」**と呼ばれる、活性酸素から細胞を守る**「抗酸化作用」**がある成分が多く含まれていることがわかったのです。

鳥越　なぜ鳥の胸肉なのでしょうか。

永山　実は、渡り鳥はどうして何千キロも飛ぶことができるのだろうかという、その疑問から研究が始まりました。ずっと羽を動かしつづけていないと、墜落して死んでしまいます。なぜ、羽を動かしつづけられるのかと筋肉の成分を調べたら、筋肉を動かすことで発生する疲労物質の乳酸や活性酸素を取り除く働きをしている物質があるということがわかりました。それが、カルノシンです。カルノシンは馬の筋肉にも多く存在していることがわかっています。馬が疾走できるのは、カルノシンのおかげといえます。

鳥越　なるほど。鷹狩りの効用を科学的に解明すると、カルノシンにあったというわけですね。現代人がまさか鷹狩りをするわけにはいきませんから、僕らがカルノシンを摂るためにはどうしたらいいのでしょうか。

永山　野鳥を捕って食べるわけにはいきませんしね。でも、最近の研究で鶏肉や牛肉、豚肉にも含まれていることがわかってきました。とくに**鶏の胸肉がおすすめ**ですね。

鳥越　それはいいことを聞きました。

ストレス解消が上手な武将が生き残った

永山　鷹狩り以外に戦国大名が好んだものに、お茶、いわゆる、千利休が完成した茶の湯があります。戦国時代の武将たちは自分の命をかけて戦うわけですから、アドレナリンが出まくって、交感神経が非常に興奮した状態になったと思います。戦いが終わってもなかなか興奮が治まらなかったはずです。そこで、精神をリラックスさせるために、戦いが終わると必ずといっていいほどお茶会を開いています。

鳥越　ほう。戦いのあとはお茶会をして、お茶を飲んでいたんですか。

永山　抹茶には普通の緑茶より、**カテキンやテアニン**といった**抗酸化作用のある成分**が濃厚に含まれています。お茶を飲むことで精神的な疲労とともに体の疲れも一緒に癒していたのではないでしょうか。しかも抹茶は苦いので、甘いものも一緒に摂っていました。甘いものは副交感神経を優位にする働きがありますから、精神的にリラックスします。そうやって心身のバランスをとっていたんではないでしょうか。私は、ストレスを解消するのがうまい人が、勝ち残っただけでなく、長生きできたんだと思いますね。

鳥越　歴史研究家らしい視点ですね。

永山　秀吉は63歳で亡くなりました。その生涯は、緊張し通しだったのではないでしょうか。とくに晩年は朝鮮出兵などをしてしまいますから。自分でも失敗だったとわかっていたんでしょうね。どんどん衰弱して亡くなっていきました。軍神といわれた戦上手の上杉謙信も似たような緊張状態だったはずです。

鳥越　確か、謙信の死因は脳溢血といわれていますね。享年49です。交感神経の働きで興奮状態がつづき、それが血管にダメージを与えてしまったんでしょうか……。

永山　その点、家康は先ほども触れましたように鷹狩りや薬草の知識もあり、上手に自律神経をコントロールして、心身をリラックスさせる副交感神経を優位にするような生活をしていました。あともうひとつは……。

鳥越　もうひとつは何ですか。

永山　家康は亡くなった年の正月にも鷹狩りに行っています。しかもそこには、16歳の側室を連れて行ったようです。

鳥越　お盛んだったんですね。現代なら相手は未成年ですから、犯罪ですが（笑）。

永山　そういうことをしなかったら、精神的に持たなかったんだと思いますね。現代は精神的にも行動的にも縛りが多い社会です。何となく生きにくいと感じている人も多いのではないでしょうか。さまざまな制約の中で生じるストレスをどうやって解消するか。ストレスが、がんや生活習慣病ばかりでなく、うつといった精神的なダメージも引き起こします。戦国武将や家康の生き方から学べるのは、緊張した生活の中でストレスをうまく解消していたことです。そこで、私なりに長生きするための9か条をつくりました。

鳥越　第7条の「くよくよするな、なるようにしかならん」は、僕も大賛成です（P104参照）。

永山さんも実践！

長生きのための9か条

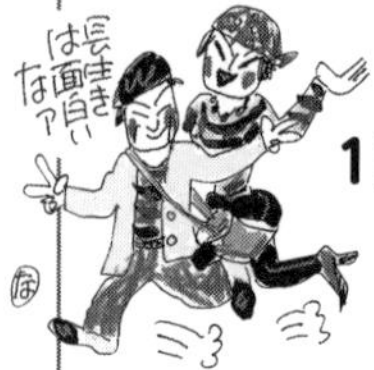

第1条

1日1回は、腹を抱えて大笑いしろ。

第2条

**年寄りは枯れやすいから、
お茶を飲んで水分を補給しなければならない。**

第3条

テレビの前でゴロゴロしているとボケる。

第4条

老けたくなかったら、トコトコ歩くこと。

第5条

口の中に食べ物を入れたら、30回はしっかり噛め。

第6条

**朝起きたら、1杯の水や薄茶を飲め。
快便、快便、ワッハッハ――ッ。**

第7条

くよくよするな。なるようにしか、ならん。

第8条

腹がふくれるまで食っては、とても長生きは困難じゃ。

第9条

野菜は1日5種類を摂るようにせよ。薬になるのじゃ。

食文化は地方色豊かだからおもしろい

永山　私は、北は北海道から南は沖縄まで、日本各地にある約20か所の長寿村を訪ねて歩きました。

鳥越　そうした長生きの人が多い地域には、何か共通しているものがありましたか？

永山　そこで暮らしている人々は、よく笑うし、明るくて屈託がない。そして、よく歩き、100歳になっても畑仕事をやっている人が多く、活力があります。そして、共通していたのは、その土地に古くから伝えられてきた「伝統食」を守ってきたということです。

鳥越　伝統食というと、ご飯にみそ汁といった和食ですか。

永山　そうです。ご飯にみそ汁、漬け物、それに納豆や豆腐などの大豆製品、魚介類や野菜、海藻、キノコ、山菜などです。それに、その土地その土地で採れる食材、たとえば沖縄ならゴーヤ、北海道なら鮭というように独自なものが色を添えます。

鳥越　糖質制限食を実行している僕は炭水化物のご飯は食べませんが、伝統的な食文化は地方色豊かで、おもしろいですね。たとえば肉ひとつとっても、牛肉は関西、関東は豚肉というように分かれます。関東にはかつて牛肉文化はなかったですね。僕は若い頃に新潟支局にいて、近所の肉屋さんに買いに行くと、牛肉は置いていない。豚肉と鶏しか扱っていなかったのです。ところが、九州は牛でも豚でもなく、馬です。僕は馬肉で育っている。

永山　馬肉には、先ほどお話しした抗酸化物質のカルノシンをはじめ、若返り効果のあるビタミンB群やE、亜鉛や鉄などのミネラル分も豊富ですから、たんぱく源だけではなくビタミンやミネラルも一緒に摂ることができます。長寿県として有名な長野県では、古くから馬肉を常食としてきました。そういう意味では、鳥越さんは体にいいものを食べて育ってきたんだなあと思います。

鳥越　母がよく馬肉のすき焼きを食べさせてくれました。懐かしい味ですね。ただ、肉はやはり牛肉ですね。学生時代、京都で暮らすようになって初めて、「牛肉というおいしいのがある」と知りました。60年安保闘争でデモに行った帰りに、「桜食堂」という名前の食堂に行って、牛丼を食べた思い出があります。

永山　牛丼を食べて出てきた人の顔を見ると、みんな幸せそうな顔をしていますね。

鳥越　いまでは日本人もよく肉を食べるようになりましたが、僕が子どもの頃はそれほど食べなかった。むしろ、僕らの世代（戦中～戦後生まれ）は、麺類をよく食べましたね。僕の高校は福岡県久留米市で、いわゆる博多ラーメンの発祥の地です。久留米ラーメンは、白湯《ぱいたん》スープといって、豚骨を乳化するまで煮込んであるからスープの色は白いのが特徴です。それが博多に出て長浜ラーメンになり、なぜか東京では「博多ラーメン」と呼ばれている。僕に言わせると、東京の博多ラーメンは、白湯でなく茶色く濁っているから邪道です。もっとも僕が麺類の中でいちばん好きなのは、**「長崎ちゃんぽん」**です。ただし、麺は炭水化物なのでいまは控えていますが。

永山　ちゃんぽんは長崎が生んだ「郷土食」です。キャベツやニンジンといった野菜にキノコ、イカやエビといった魚介類、カマボコなど、いろんな食材が入っています。ビタミン類の豊富な野菜、肝臓の働きを高めるタウリンが豊富なイカ、抗酸化作用をもつアスタキサンチンを含むエビなど、多様な具材が老化防止に一役買ってくれます。それだけではなく、コクのあるスープには、コラーゲンがたっぷり含まれていますから、肌の若返り効果もあります。

青魚には、血液をサラサラにして認知症を予防する効果も

永山　日本人は長年、肉より魚を好んで食べていました。鳥越さんはいかがですか。

鳥越　肉より魚のほうが好きですね。僕は福岡県浮羽郡吉井町（現・うきは市）という、九州のど真ん中でも田舎のほうの出身。子どもの頃は、刺身なんて生の魚は食べられませんでした。よく食べたのは、干物と冷凍クジラ肉でした。それが僕ら世代のたんぱく源でした。植物性のたんぱく源としては、豆腐や納豆といった大豆製品もよ

く食べましたね。

永山 鳥越さんの小学生時代というと、昭和20年代ですか。

鳥越 僕は昭和21年に小学校に入学しました。いちばん食べたい盛りにモノがなかった時代で、本当にひもじい思いをしました。当時は、クジラ肉をよく食べました。行商から冷凍クジラ肉を買って、まだ凍っているうちに切って、それが大きな皿にのっけてドーンと食卓の上に出されるわけです。僕は5人兄弟ですから、まぁ、生存競争が激しくて、先を争って食べましたね。次第にクジラ肉が溶けて、やがて血が川のように皿の上に流れ出して、それをしょうが醤油につけて食べる。これは最高でした。

永山 **クジラ肉の赤身**は低カロリー、高たんぱくなので、体にいいですね。

鳥越 僕は基本的に魚が好きですが、とくに**青魚**が好きです。うまいのは、マグロよりサバだと思っています。大分の関サバは有名ですけど、玄海のサバもうまいんですよ。山に囲まれた田舎でしたから、塩サバでしたけど……。塩サバは、塩抜きしたあとにみそで煮た「サバのみそ煮」をよく食べた思い出があります。

永山 青魚には、ドコサヘキサエン酸（DHA）やエイコサペンタエン酸（EPA）

が豊富に含まれています。これらの成分は、コレステロール値を下げる働きがあり、血液をサラサラにします。ですから、動脈硬化を予防する働きがあります。また、脳を活性化することで認知症の予防に効果があるといわれています。

古代の日本人は何を食べていたか

鳥越　僕が育った九州には古墳がたくさんあったこともあり、古代の日本人が何を食べていたのか、とても興味がありました。

永山　九州には「徐福伝説《じょふく》」も至るところにあります。佐賀県には徐福上陸の地として、「金立《きんりゅう》神社」には記念碑が立っています。徐福は、約2200年前、秦の始皇帝の命を受け、「不老不死の仙薬」を求めて日本に渡来したと伝えられています。私は徐福は本当に日本にやってきたのではないかと考えているんです。事実、中国の歴史書『後漢書倭伝』には、「倭人（古代日本人）は100歳に至る者、はなはだ多し」と記載されているんです。

鳥越　そんな記述が古文書に残っているんですか。日本は昔から長寿の国ですか？

永山　なぜ、日本人は昔から長生きなのか。歴史書にはそのヒントが2つ出てきます。ひとつは、『魏志倭人伝』の中に、「倭人は潜水して、魚と貝を採る」とあり、そのあとに、生菜《せいさい》を食べていると出てくる。生菜とは生のおかずという意味ですから、刺身です。潜って採ってきた魚介類を、中国にはない食べ方、つまり〝生〟で食べていたのです。

鳥越　中国では、ほとんど生では食べませんね。食材には必ず火を通します。

永山　また、5世紀ごろに書かれた先ほどの『後漢書倭伝』には、〝菜茹〟という言葉が出てきます。「さいじょ」と読みますが、これは野菜の菜と茹でるという意味ですから、野菜スープのことです。これがのちにみそ汁になったんだと私は考えています。**古代の日本人は生で魚介類を食べ、野菜スープを飲んでいた**ということです。

鳥越　なるほど。野菜を茹でて、スープのようにして飲んでいたということですね。

胡豆魚梅参茶《ごまさかうめじんちゃ》

永山さんおすすめの長寿食

胡豆魚梅参茶《ごまさかうめじんちゃ》

①「胡」は胡麻

…骨を丈夫にして頭の働きもよくします。

②「豆」は大豆

…記憶力や学習能力を高める。

③「魚」は魚

…もの忘れを防ぐ成分がたっぷり。

④「梅」は梅干し

…クエン酸で血液サラサラ。

⑤「参」は人参

…カロテンの宝庫で老化防止。

⑥「茶」は日本茶

…カテキンとテアニンで。

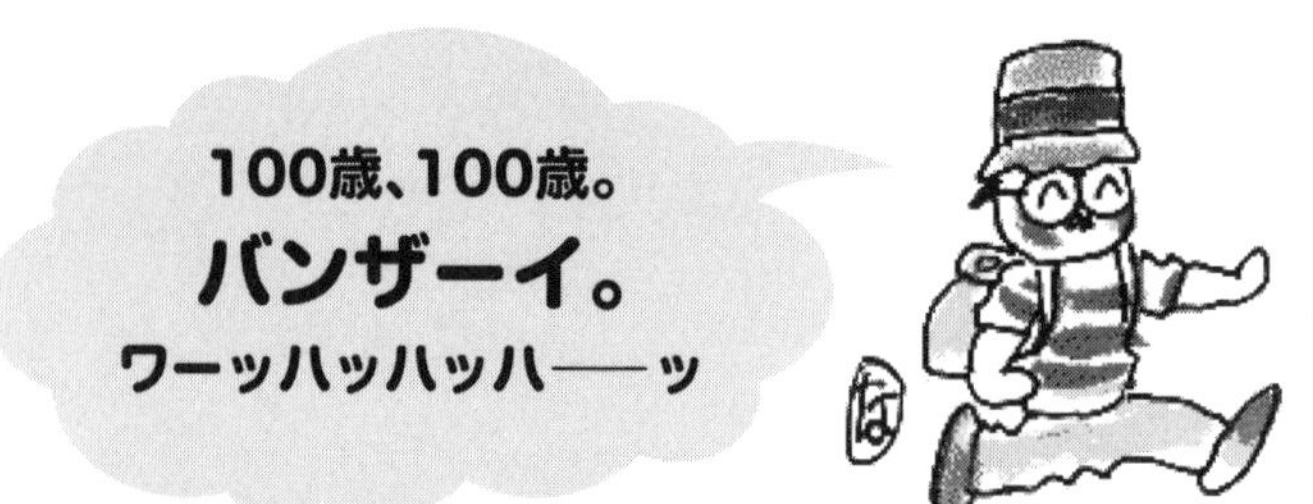
100歳、100歳。
バンザーイ。
ワーッハッハッハ――ッ

永山　和食文化の基本がすでにできていたのです。

鳥越　刺身とみそ汁。あとは梅干しですね。これでだいたい和食はできあがる。これを食べていれば長生きできるというわけですね。

永山　そう思います。長生きするために何を食べたらいいのか、誰でもわかるように、私はキーワードをつくりました。それが、**「胡豆魚梅参茶《ごまさかうめじんちゃ》」**です。

鳥越　つまり、①胡麻、②大豆製品、③魚、④梅干し、⑤人参、⑥お茶、を摂れば100歳まで生きることも夢じゃないということですね。

栄養学は時代とともに変化している

永山　それにつけ加えるなら、**発酵食品を摂ること**をおすすめします。発酵食品には、みそ、しょうゆ、みりん、酢、かつお節、塩麹、納豆、漬け物、塩辛、日本酒などがあります。

鳥越　種類が豊富ですね。

永山　それに植物性であることが、日本の発酵食品の大きな特徴です。これらの発酵食品には、酵素が含まれています。酵素には消化や代謝を助ける働きがありますから、腸内環境を整え、腸を元気にする働きがあります。腸が元気になれば、消化吸収や免疫力が高まり、自前の健康力も高まるというわけです。

鳥越　僕は朝食にヨーグルトは欠かせないですね。それも、1パック（400〜450g）の半分ぐらいをどんぶりに入れて、そこにバナナ2分の1本分をスライスして、蜂蜜をちょっと垂らして食べます。

永山　ヨーグルトも発酵食品ですから、ぜひ食べてほしい食品です。私がおすすめする食べ方は、**プレーンヨーグルトに納豆とみそを入れてかき混ぜる**もの。これなら、**乳酸菌と納豆菌、麹菌を同時に摂ることができます**。私はこの食べ方をとくに江戸時代の参勤交代に倣って、**「三菌《さんきん》抗体」**を名付けました。私はこれを毎日食べています。

鳥越　80歳を超えてもお元気な永山さんの秘密がわかったような気がします。

永山　私の目標は、90歳で漫画家デビューを果たし、100歳まで現役で働くということです。そのために、何をしたらいいのかを、中国の古典的な医学書などを読んで研究しました。

鳥越　中国では昔から、「医食同源」という考え方がありますね。

永山　その中に、**「鶏を丸ごと煮込んだスープ」**が体にいいという記載があったので、私はちょっと奮発して烏骨鶏《うこっけい》1羽と水と酒、それにニンニクや玉ネギ、クコの実、くず野菜などを加えて、コトコトと3時間ぐらい煮出してスープをつくり、それを飲んでいます。

鳥越　それは体によさそうですね。

永山　鶏のエキスだけではなく、野菜からのビタミンも摂れます。何も、烏骨鶏の必要はありません。鶏ガラでもいいし、手羽でもいい。それでスープをつくって飲めばいいのです。それと、卵です。

鳥越　卵はビタミンC以外のすべての栄養素を含んだ完全食品といわれています。

永山　卵黄にはコリンという成分が含まれています。これは脳の記憶をつかさどる海《かい》馬《ば》という部位にある神経細胞同士のネットワークが用いている神経伝達物質「アセチルコリン」の原料になります。ですから、卵黄には認知症予防効果があるのです。私は毎日2個食べています。

鳥越　ただ、卵黄にはコレステロールも多く含まれているので、1日1個に抑えたほうがいいという説がありますね。

永山　栄養学は時代とともにどんどん新しいものに変わってきています。実はコレステロールの90％は体内でつくられており、食べ物から摂取しても体内のコレステロール値は変化しないといわれています。コレステロールというといかにも動脈硬化を引き起こす悪者というイメージがありますが、血管壁を強くしたり、脳や神経系などに欠かせない重要な栄養素ですから、低すぎても体に悪いということになります。

鳥越　健康情報に関しては、新聞や雑誌、テレビなどで常に新しい情報をチェックしておくことも大切ですね。

がんになって食生活ががらりと変わった

永山　鳥越さんはがんを経験していらっしゃいますが、がんになる前とあとで、食生活は変わりましたか。

鳥越　全然違いますね。がんになる前は、仕事の都合上、都内で一人暮らしをしていたこともあって、非常に栄養が偏っていました。忙しいので、ついスーパーで簡単なお惣菜を買ってきてすますことが多かったのです。

永山　多忙な日々を送っていられたでしょうから、しょうがないことですね。その頃はどんなものを召し上がっていたんですか。

鳥越　だいたい、トマトとキュウリとマグロの刺身。それとビールを買ってきて、それが僕の晩御飯でした。一応自分なりに栄養バランスを考えて、たとえば、「ビール」はお米の代わり」だし、「動物性たんぱく質はマグロの刺身」「野菜はトマトとキュウリに塩をかけて食べる」と、こんな食生活をつづけていたのです。その食事とがんの関係はわかりませんが、がんになってからは女房も見かねて、一緒に暮らすようになり食事をつくってくれてますから、バランスよく食べるようになりました。

永山　がんは、発症するまで何十年もかかるといわれていますね。

鳥越　僕の大腸がんは、「これは10年ものだね」と主治医にいわれました。10年ぐらいかかって、約3センチ大の大きさのがんになっていました。最初の診断では腸壁まで浸潤していたのでステージⅡでしたが、その後、肺と肝臓に転移しましたから、最終的にはステージⅣということになりました。全部で4回手術し、最後の手術が2009年2月でしたから、2014年2月の時点で〝治った〟目安とされている「5年生存率」をクリアしたことになります。

永山　がんを克服されたということは、鳥越さんには**持って生まれた免疫力の強さ**みたいなのがあるのではないかと思います。

鳥越　実は、がんになる前から、免疫力に関しては意識して高めるように、東洋医学の先生に漢方薬を処方してもらって、ずっと飲んでいました。その先生の名前は、谷美智士《みちお》先生といいます。谷先生と知り合ったのは、僕がやっていたTV番組がルーマニアのチャウシェスク政権下で起きた孤児のエイズ問題を取材したことがきっかけでした。当時、エイズは西洋医学では治すことができなかったんですが、谷先生の漢方治療を受けた子どもたちのほとんどがHIVウイルスの数値が下がり、成人することができました。その効果を目の当たりにして、僕は免疫力を高めるために谷先生の治療を20年にわたって受けていたのです。

永山　ほう。そんなことがあったんですか。

鳥越　谷先生は2016年の2月に亡くなられましたが、その1か月前に受診した際に、脈診で「これはもうパーフェクトだね」と、僕の免疫力は完璧だとおっしゃったんです。東洋医学では「脈診」をとても大切にします。体の悪いところや免疫力など、いろんなことがわかるらしいですね。

永山　それはすごい。

鳥越　そのあとに先生が突然亡くなってしまって……。先生の遺言は、「あなたの免疫力は心配しなくていいよ」ということだったと解釈しています。

永山　東洋医学の第一人者からお墨付きをもらったようなものですね。

ストレスをためたことがない

鳥越　僕は口内炎ができたり、ケガをしたりしても、すぐに治ります。ものすごく治りが早い。それから風邪をひいたことがない。食中毒とかウイルス性の感染症にかかったことがないんです。これも自分では「免疫力が高い」からだと思っています。

永山　ストレスに強いほうですか。

鳥越　僕は**ストレスをためたことがない**んですよ。いろんな方によく「ストレス解消をどうしていますか?」と聞かれますが、「いやいや、僕はストレスを感じたことがないから、解消もなにもない」と、答えるしかないのです。

永山　免疫力最大の敵はストレスです。鳥越さんのように、**クヨクヨ悩まない、失敗**

しても落ち込まない、そういった気持ちの切り替えができると免疫力は高まります。

鳥越　やはり性格なんでしょうね。僕は能天気なところがあって、基本的に「クヨクヨと悩んでもしょうがない」と思っています。

永山　それが大事ですね。

鳥越　僕は、食事と睡眠と運動の3つをバランスよくやっていれば免疫力は落ちないと思っています。食事でとくに気をつけていることは、**あまり過食しない**ということ。魚と野菜と、お腹にいい意味で〝いい加減〟に食べることを心がけています。

脂肪細胞が分泌する長生きの因子「アディポネクチン」

永山　ここまで鳥越さんの生活ぶりや考え方をお聞きして、「この人は**アディポネク**

チンの数値が高いはずだ」と確信しました。

鳥越　「アディポネクチン」とは、初めて聞く言葉です。

永山　アディポネクチンは、脂肪細胞から分泌されるホルモンのような働きをしている物質で、最近、非常に注目を浴びています。

鳥越　脂肪細胞ですか。

永山　そうです。私たちの体がとり過ぎたエネルギーを脂肪として蓄えているあの細胞です。中高年になると、お腹やお尻、二の腕などの贅肉が気になりますね。太っている人からすると、なんとなく憎らしい細胞でしょう。ところが、最近の日本人研究者によって、この脂肪細胞が分泌するアディポネクチンには、**「糖尿病の発症を抑える」「動脈硬化を抑える」「炎症反応などを抑える」**といったさまざまな働きがあることがわかったのです。

鳥越　ほう。すると、脂肪細胞がたくさんある太った人のほうが長生きできるということですか？

永山　ところが、実際はその逆なんですね。そこがこの物質の不思議なところで、**ア**

ディポネクチンは、「やせている人に多い」ことがわかっています。しかも、100歳以上の百寿者にも多いことがわかっています。つまり、血中の**アディポネクチンが高い人は、長生き**ということになるのです。なぜかというと、アディポネクチンが高いと、糖尿病や動脈硬化になりにくいことがわかっているからです。ですから、アディポネクチンは、長寿をサポートする予防因子ともいわれています。

鳥越　そのアディポネクチンが高いかどうかは、どうやって調べられるんですか。

永山　血液検査をやればわかります。人間ドックをやっているところなら、どこでも検査してくれるはずです。鳥越さんはたぶん、血中のアディポネクチンの数値が高いですよ。生活習慣病をはじめいろんな病気を発症しやすくなる年代ですが、鳥越さんなら乗り越えていくのではないかと思いますね。

東京オリンピックまでは元気でいたい

鳥越　とりあえず僕の目標は、東京オリンピックまで元気に生きること。２０２０年にはちょうど80歳になります。80歳は日本男性の平均寿命ですから、それをクリアできたらいいなと思っているんです。

永山　余裕で大丈夫だと思いますね。

鳥越　２０１４年の11月に、僕は脊柱管狭窄症の手術をしました。腰から脚にかけての痛みで歩けなかったのが、ちょっとだけ左脚に麻痺が残っていますが、普通に歩けるまでに回復しました。

永山　ジャンヌ・カルマンというフランス人の女性は、１２２歳まで生きました。１２０歳は還暦を２回迎えるということで大還暦といいます。人類史上で唯一、この大還暦を迎えた女性です。

鳥越　そのことから、人間の限界寿命は120歳ともいわれていますね。

永山　カルマンという女性がすごいのは、100歳まで自転車に乗って、死ぬまで赤ワインを飲んでいたことです。赤ワインには抗酸化作用のあるポリフェノールがたくさん含まれていますから、老化の原因である酸化を防ぐことができたんだろうと推測しています。

鳥越　なるほどね。死というのは細胞の酸化が元凶だともいえますね。だんだん活性酸素を取り除くことができなくなって、体内や細胞内に酸素が多くなってくる。

永山　酸化が体の中から消せなくなったときに、人は健康を害することになります。結局、**年をとるということは、「健康と病気のおしくらまんじゅう」**だと思います。病気が優っているとき、健康が阻害される。そして、病気が圧勝したときは、死ぬわけです。その病気が圧勝する状況というのが酸化といえるわけです。

鳥越　酸化とは、わかりやすくいうと「さび」ですね。つまり、**体に「さび」が出る**こと。

永山　そうです。

鳥越　鉄がさびるのと同じですね。僕はブロッコリーや小松菜、アスパラガスといった野菜をよく食べます。それもゴマダレをつけて食べるのが好きですね。

永山　それらは緑黄色野菜ですから、抗酸化物質が豊富に含まれています。またゴマには、骨を丈夫にして頭の働きを助ける働きがありますから、もっと食べてほしい食品です。

最後の晩餐に食べたいものは？

鳥越　最近、年をとったら肉を食べたほうがいいといわれていますね。

永山　年をとると消化吸収の能力が落ちますから、脂っこいものや肉を敬遠する人もいますが、肉はたんぱく源として優秀です。アルブミンは血液中に含まれていて、体の健康状態の指標として使われているたんぱく質の一種ですが、アルブミンが低下すると、免疫力が低下してしまいますので、風邪やインフルエンザといった感染症にかかりやすくなります。

鳥越　双子のご長寿姉妹で人気者だったきんさん、ぎんさんは、ずっと牛肉を食べていたといいますね。

永山　それと刺身やうなぎのひつまぶしが好きだといっていましたね。マスターズで世界記録を出した１０５歳の男性は、肉を週5回、40グラムずつ食べているそうです。最後に、食べ物の中で、力の根源になっているものをあげるとしたら、何ですか？

鳥越　「糖質制限」食の中では、やはり肉、魚、豆腐、納豆などのたんぱく質、あとはチーズや卵、それにオリーブオイルですかね。ただ僕は以前、海外特派員としてテヘランにいたことがあるんですが、どうしても甘いものが食べたくて、小豆の缶詰と餅を日本から送ってもらって、自分でぜんざいをつくって食べました。さすがにおはぎは僕にはつくれないので、食べたいなあと思っていたら、日本人の商社マンの奥さんが招待してくれて、手づくりのおはぎでもてなしてくれたことがありました。あれは涙が出るほどうれしかったですね。

永山　小豆は健康にいいですからね。色素自体が**アントシアニン**という抗酸化成分ですし、大豆などに含まれているのと同じ抗酸化成分の**サポニン**を含んでいます。また、ビタミンB_1も豊富です。頭脳を使った仕事をしていれば、かなりのエネルギーを使っていると思います。そういう点でも小豆は役に立ちますね。

鳥越　僕はいま「糖質制限」食を実践し、甘いものはほとんど口にしていませんが、いよいよこれで終わり、つまり、最後の晩餐ということになれば、話は違いますね。まず小豆を使ったぜんざいや大福など甘いものをたらふく食べたいですね。僕は、飲んだ薬と食べたもの、体重や体脂肪率などを全部ノートに記録しています。これをこ10年間毎日つづけていますから、そのノートは20冊を超えました。この10年間、僕は何を食べていたか、ノートを見れば一目瞭然です。書くことは、体重をコントロールするためだけでなく、健康管理をするうえですごく大事だと思っています。本日は、ありがとうございました。

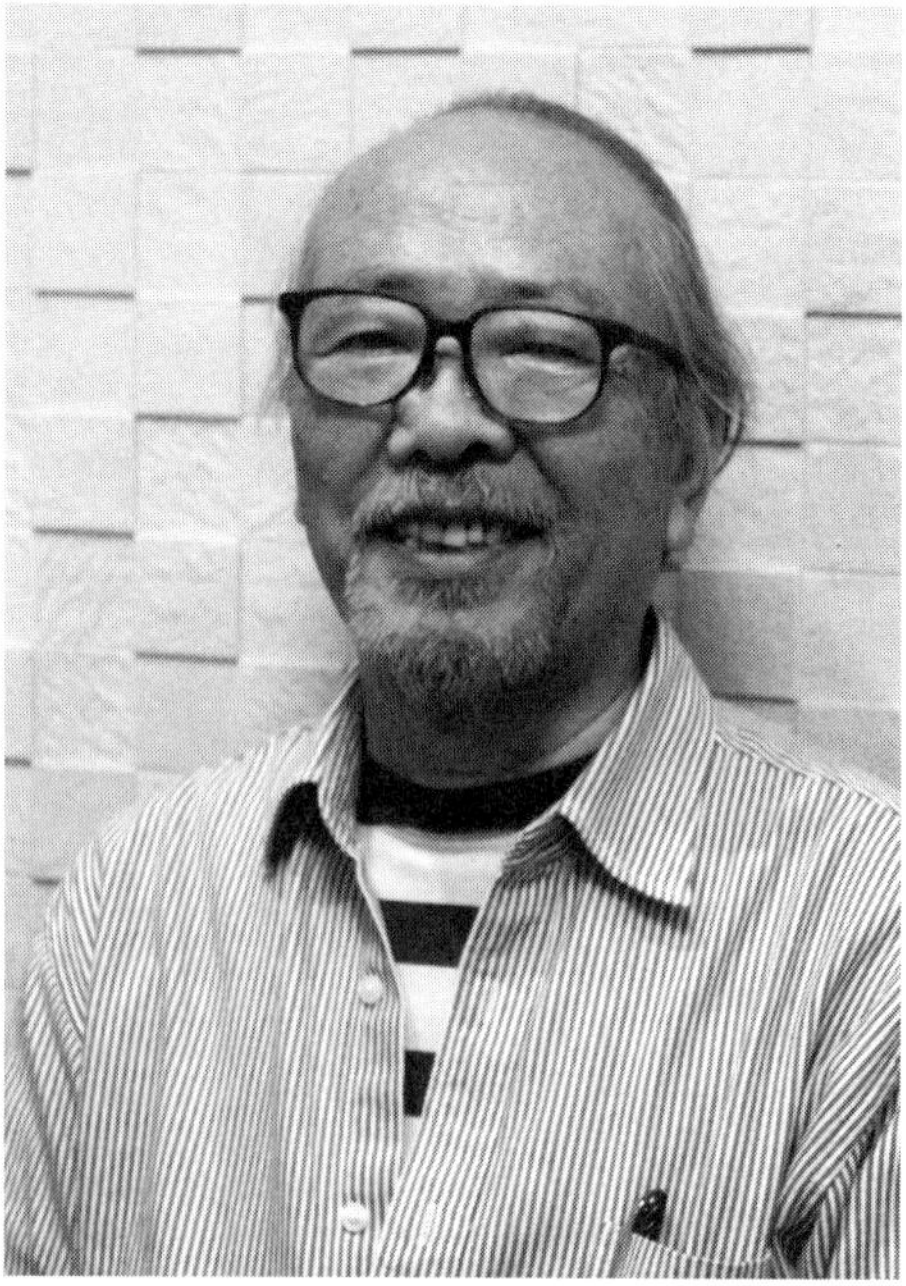

〈対談者〉
永山久夫●ながやま・ひさお

食文化史研究家・食文化研究所所長、元西武文理大学客員教授。

1932年、福島県生まれ。古代から明治時代までの食事復元研究の第一人者。長寿食や健脳食の研究にも取り組み、長寿村の食生活を長年にわたり調査している。

著書に『和食の起源』『日本人は何を食べてきたのか』（青春出版社）、『万葉びとの長寿食』（講談社）、『健康食なっとう』『健康食みそ』（農山漁村文化協会）、『和食のすすめ』『ひとり鍋のすすめ』（春秋社）、『日本古代食事典』（東洋書林）、『100歳食入門』『みそ和食』『100歳食 レシピ編』（家の光協会）ほか多数。

第4章

快眠セラピスト
三橋美穂さんが教えてくれた「快眠術」

シニア世代こそ〝質のいい眠り〟を

最近の睡眠薬は安全性が高い

僕は、「睡眠は健康を維持するためにとても重要」だと思っています。というのも、メニエール病になって耳鳴りで眠れない日々を経験したことで、いかに**「質のいい眠り」が大切**か、身をもって体験したからです。

シニアになると、睡眠時間や眠りが浅くなる傾向があります。どうしても睡眠の質が落ちてしまうのです。その理由はなぜでしょうか。

この章では、快眠セラピストの三橋美穂さんに、どうすれば質のいい眠りを得ることができるのかをお聞きしました。

眠れない日々がつづくと、物忘れがひどくなり、認知症を引き起こす可能性があることがわかりました。認知症にならないためにも、質のいい眠りをどうやって確保していくか、一緒に考えてみませんか。

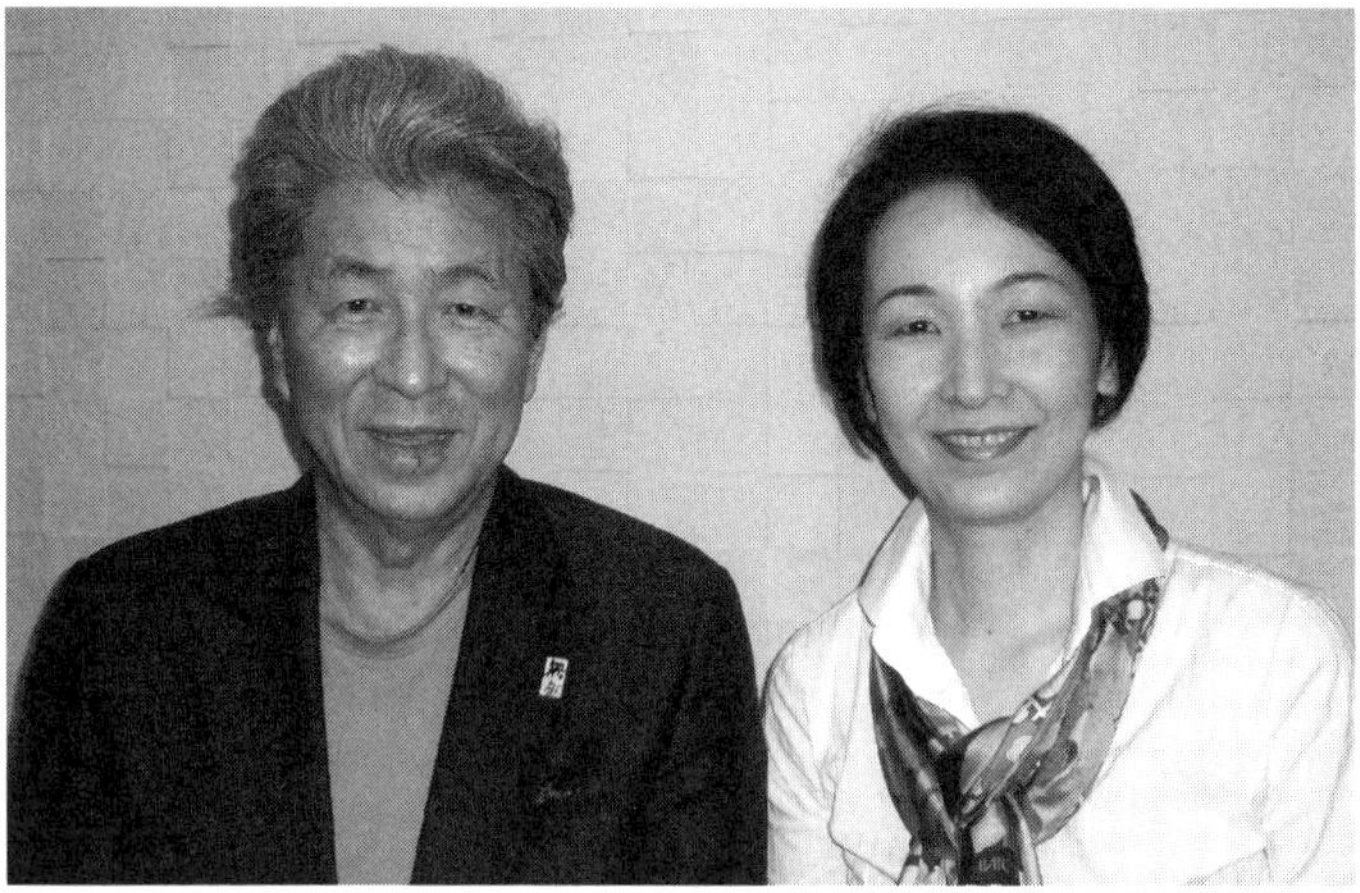

「筋トレでしっかり筋肉をつけると代謝がよくなり、ぐっすり眠れるようになる」と三橋さん。筋トレと睡眠には深い関係があることがわかった。

鳥越　僕は不眠症とは少し違うのですが、眠れなくて困った経験があります。

三橋　眠れない原因は何だったのでしょうか。

鳥越　僕の場合、原因ははっきりしていました。**メニエール病**です。メニエール病は、めまいや難聴、耳鳴りといった症状が特徴の内耳の病気です。一日中、頭の中でセミが鳴いていて、眠るときもその耳鳴りの音がうるさくてとても眠れない。そこで、音楽をかけたり、講談の朗読のテープを聞きながらというように、自分にとって心地よい音で耳鳴りが気にならないように工夫をしていました。

三橋　症状は治まったのですか。

鳥越　手術しましたが、治ってはいませんね。いまでも24時間、耳鳴りがしている。それには慣れましたが、左耳はほとんど聞こえなくなりました。ですから、話をするときは、補聴器をつけることにしています。

三橋　そうですか。いまでも耳鳴りで眠れないことがあるのですか。

鳥越　いいえ、実は耳鳴りがして眠れないときから、睡眠導入剤を医師に処方してもらって飲んでいます。

三橋　現在用いられている睡眠導入剤は、中枢神経に働きかけて不安をやわらげ、眠気をもたらすものですから、医師の指示に従って適切に飲んでいる限り問題はないですね。

鳥越　従来の睡眠薬は、呼吸中枢に作用して眠りに誘うタイプでしたから、大量に飲むと命の危険があったのです。ところが、**現在の睡眠薬は副作用の少ない安全なもの**ですから、大量に飲んだとしても自殺はできない（笑）。意外にこのことを知らない人は多いですね。いまだに睡眠薬は怖い薬だと誤解している人も多い。

三橋　そうです。睡眠薬は依存性があって怖い薬だと誤解している人も多いですね。

鳥越　僕はきちんと睡眠の専門医に確認しました。眠れないと悩んでいるぐらいなら、医師に処方してもらって、睡眠薬を飲んで眠ったほうがいいと思いますね。

年をとると睡眠時間は短くなる！

三橋　鳥越さんはどんな薬を飲んでいるのですか。

鳥越　主に**ハルシオン**です。ハルシオンは即効性がありますが、薬の効き目はだいたい4時間で消えてしまいます。たとえば夜の12時に寝ると、明け方の4時には目が覚めることになります。実際に、一旦寝ても深夜2、3時頃に目が覚めてしまうことがあります。そんなときは、起きて食事してまた寝ますね。

三橋　食べてすぐ横になるのですか？

鳥越　すぐに横になると、逆流性食道炎になる可能性があるので、ソファに寄りかかっていてぼんやりテレビを見ていると、そのまま寝ちゃいます。時間にすると1時間半ぐらいですかね。それから、今度は本格的にベッドで寝て、3、4時間寝ます。ですから、僕の場合は〝二度寝〟ではなく、〝三度寝〟ということになる。

三橋　トータルではどれくらいお休みになっているのですか？

鳥越　だいたい6時間ぐらいですね。若い頃は4、5時間程度でした。ちゃんと眠れば4時間でも5時間でもスッキリ目覚めて、日中は元気に活動していました。むしろ、僕は長く寝るとダメな性質です。1日じゅう頭がボーっとして……。よく睡眠時間は8時間といわれていますが、僕はとても8時間は眠れないですね。

三橋　シニアの方でよくある間違いが、寝床にいる時間が8時間、もしくはそれ以上の方が多いことです。

鳥越　それはむしろ健康によくないですよね。

三橋　睡眠の長さは年をとるにしたがって、短くなるものなのです。ですから、**加齢現象のひとつとして睡眠時間そのものが短くなっているのに、必要以上に長い時間、**

寝床にいると寝つきも悪くなって、眠れないと悶々と悩むことになるのです。

鳥越　確かに長い時間寝床にいると、寝つきも悪くなるし、朝、起きてから頭がぼんやりしていることが多い。睡眠には、浅い眠りのレム睡眠と、深い眠りのノンレム睡眠があり、浅い睡眠になったときにパッと目が覚めると爽快感があります。逆にノンレム睡眠のときに無理やり起こされると、熟睡感もないし気分も悪い。このレム睡眠とノンレム睡眠の周期は約90分といわれ、一晩に4、5回繰り返しているそうです。睡眠にはそうしたリズムがあるので、うまく目覚めることも大切ですね。

三橋　鳥越さんの場合は、睡眠時間は短いのですが、密度の高い睡眠をとっていらっしゃるなあという印象を受けました。

鳥越　できるだけそういうふうに、心がけています。ズルズルと長く眠らないことと、睡眠不足になると日々の活動に支障をきたすので、そうならないようにしています。

三橋　お昼寝はどうですか。

鳥越　することもあります。その時々で、午後2時か3時ぐらいから1時間半とか、2時間までは寝ないように注意はしています。

三橋　ちょっとお昼寝が長いかなという気がしますが。

鳥越　20分ぐらいのときもあります（笑）。

三橋　シニア世代の中には、お昼寝の時間を長くとり過ぎて、夜眠れないという方がいます。**55歳以上は30分以内が適切**とされていますので、夜の睡眠に影響しない程度にうまく取り入れてください。

鳥越　確かに昼寝はとり過ぎると、夜眠れなくなりますね。僕は2時間寝るということはまずない。だいたい1時間ぐらい、短いときで20分ぐらいです。メニエール病でなかなか眠れない時期があって、それ以来、睡眠を薬でコントロールするようにしています。僕の場合は、「ハルシオン」ともうひとつ、精神をリラックスさせて眠りに誘う「デパス」をうまく使っています。どちらも副作用はありませんね。

三橋　非常に安全性が高くなっていますが、中には起床時にふらついたり、日中にぼんやりすることがあります。そんなときは、症状を医師に伝えて、薬の種類を変えてもらうといいですね。最近では、睡眠薬の適正な使用と休薬のガイドラインも設けられていますから、しっかり眠れるようになったら、医師が減薬指導をするのが、不眠治療の流れになってきています。

鳥越　なるほどそれなら安心ですね。眠れないと悩んでいる人は、医師に処方してもらって、睡眠導入剤を飲んで眠ったほうがいい。事実、医師もそういっています。何も害はないから、眠れなくてトラブルを起こしているよりは、薬を飲んでちゃんと寝たほうがいいですよ、と。

睡眠トラブルが認知症を引き起こす！

三橋　最近、睡眠専門のドクターから聞いた話です。そのドクターのお母様の話なんですが、しばらく眠れない日々がつづいていたそうです。すると、物忘れがすごく激しくなってきて、「これはまずいなあ」と危機感を覚えて、睡眠薬を処方。そうしたら、1週間ぐらいで物忘れの症状も落ち着いてきたといっていました。この例のように、近年、**睡眠と認知症には深い関係**があることがわかってきています。

鳥越　以前から、うつと不眠などの睡眠障害は、深い関係があるといわれてきました。うつ病はセロトニンの低下が原因と考えられています。セロトニンからメラトニンがつくられていますから、セロトニンが減れば、当然、睡眠を促すホルモンのメラトニンも十分につくれなくなり、不眠を引き起こすと考えられていました。そればかりではなく、認知症のリスクも高まるのですか？

三橋　睡眠不足になると、脳の前頭葉の血流が悪くなることがわかっています。前頭葉は認知機能を担っているところですから、血流が滞れば当然、認知機能も低下してしまいます。認知症といっても、さまざまなタイプがありますが、最近増えているアルツハイマー病は、脳に老廃物がたまり、老人斑《はん》と呼ばれるシミができることにより引き起こされるということが知られています。最新の研究によって、この**アルツハイマー病を引き起こす老廃物は、睡眠中に除去される**ということがわかったのです。ですから、ぐっすり眠れていないと老廃物が徐々に溜まっていって、老人斑というシミができ、やがてアルツハイマー病を引き起こすケースがあるということがわかってきています。

鳥越　ほう。

三橋　この話をすると、睡眠がうまくいっていない人は身につまされるらしく、むしろ「ぐっすり眠らなくちゃいけない」というプレッシャーを感じて、ますます眠れないという負のスパイラルに陥ってしまうことがあるようです。

鳥越　睡眠の質は、昼間、どれだけ体を動かしたかで決まると思いますね。体がある程度疲れていると、ぐっすり眠ることができます。ところが、日中、運動もせずに頭だけ使っていると、妙に頭が冴えて眠れないという人が時々います。運動すると体が疲労して、自然に眠たくなります。僕はジムでかなりハードにトレーニングをやりますから、夜、眠たくなります。

運動が眠りの質を高める！

三橋　運動が睡眠にいい影響を与える理由は2つあります。ひとつは鳥越さんがおっしゃったように、体を疲れさせて眠気を誘うこと。もうひとつは、運動することで筋肉がつくと、体温調節の能力を維持できることです。体温は一定ではなく、1日の中でも正常の範囲内（約1度といわれている）で変化しています。睡眠中が最も体温が低く、朝起きてから日中の活動とともに体温が徐々に上がり夕方にピークを迎え、その後、徐々に下がっていきます。ところが、年をとるに従って、夜間の体温があまり下がらなくなり、1日の体温の変動幅が小さくなる傾向があります。一般に、体の中心部の温度（深部体温）が下がったほうが眠りは深くなります。ですから、睡眠中にぐっと深部体温が下がると、熟睡感が高まります。シニア世代ほど**筋肉を鍛えたほうが眠りの質もよくなる**といえます。

鳥越　運動によって筋力低下を防ぐことは、睡眠にもいい影響を与えるということになりますね。

三橋　とくに女性に筋トレはおすすめです。**体が冷えている人は、眠りが浅い**傾向があります。ですから、冷え性で悩んでいる女性は、運動したり、入浴したりして体を温める努力をしたほうがいいのです。

鳥越　夏は暑いのでシャワーだけで済ますという人もいますが、やはり湯船につかって、冷房で冷えた体を温めてから眠るようにしたほうがいいんですね。

三橋　シニアの方で眠れないと悩んでいる人は、まず、睡眠時間を見直してみることが大切です。自分にとって適切な睡眠時間を心がけること。あまり長時間、布団の中にいないようにしたほうがいいですね。**60代以降は6～7時間の睡眠で十分**な人がほとんどです。眠くなってから寝床に入るようにしてください。それと、就寝前8時間はうたた寝をしないように気をつけてください。夕方以降に寝てしまうと、夜なかなか眠くなりません。この2つを心がけるだけで、睡眠が改善されるケースはとても多いんです。睡眠薬を試す前にぜひやってみてください。

鳥越　僕が気をつけているのは、睡眠前の、6、7時間はものを食べないということ。

三橋　睡眠の直前にものを食べないということも大事です。

鳥越　僕は、夕方の5時半から6時までには食べているから、まさに〝夕食〟です。で、12時に寝るとすると、睡眠6時間前は何も食べていないことになる。よく夜遅くご飯を食べる人がいますが、あれは睡眠にとってよくないと思いますね。

三橋　消化活動を十分にとらないと、内臓が休まらないですからね。鳥越さんの6時間というのは非常に立派です。ただ、働いている人は、なかなかその時間帯に夜の食事を摂るのは難しいかもしれませんね。できれば食事と就寝時間は、3時間以上は空けたほうがいいですね。

鳥越　ですから、僕は夕食を早く摂ることにしたんです。

飲酒の習慣が、睡眠の質を低下させる

三橋　また、「眠りが浅い」「朝早く目が覚めて困っている」という男性から相談を受けることがあります。そういう悩みをかかえている男性は、たいていお酒を飲んでいますね。

鳥越　そうそう、酒は睡眠の質を低下させますね。僕はほとんど酒を飲みません。それでも、つき合いでたまにビールをグラスに1杯とか、ワイン1杯ぐらいは飲みますけど、それぐらいの量なら、ほとんど睡眠には関係がない。寝る頃には覚めていますから……。昔から寝酒といって、眠るために酒を飲む人がいますが、明らかにまちがった考え方です。酒を飲んだりするとかえって睡眠が浅くなって、夜中にパッと目が覚めたりします。

三橋　先ほど睡眠には、レム睡眠とノンレム睡眠の2つの種類があるといいましたが、

ノンレム睡眠のうちでもとくに熟睡している状態を〝徐波睡眠《じょはすいみん》〟といいます。これは脳波に大きくゆるやかな波が現れる深い眠りのこと。ところが、**飲酒したあとの睡眠では**、この**徐波睡眠が現れない**のです。また、どんどんお酒の量が増えていってしまうことも問題です。毎晩飲んでいるとアルコールの耐性ができて、ますます量が増えていくという悪循環になります。**眠りに悩んでいるときは**、お酒に頼らずに**日中の運動量をあげる**ことが大事ですね。

鳥越　ところが、年をとってくると運動量をあげるということがなかなか難しい。何もすることないし、自宅でぼんやりテレビを見ていたりして、ほとんど運動していない。家の周りを1時間ぶらぶら歩くだけでもかなり違うはずなんですけどね、それもしない。

三橋　確かにそうですね。たとえばひざに痛みがある場合は、歩くのがおっくうになってしまいますね。

鳥越　そうなると、ますます下半身が弱くなって歩けなくなる。歩けなくなるから下半身が弱くなる。そういう悪循環に陥ってしまう。僕がジムに行ったのは、「老化は下半身からやってくる」と痛感したからです。いまジムでやっている運動量からいうと、半分、いや3分の2以上は下半身を強化するトレーニングです。

シニア世代の睡眠時間は6時間

三橋　トレーニングを始めてから睡眠の質は変わりましたか？

鳥越　あまり自分では自覚はありませんが、きっと変わっているんだと思いますね。

三橋　２０１４年に厚生労働省から発表された**「睡眠指針」**というものがあって、その中で目安とされている睡眠時間が、年齢によって異なります。たとえば25歳なら7時間、45歳では6時間半で、65歳のシニア世代になると6時間というように徐々に短くなってきます。もちろん、個人差はありますけど。ただこの数字は実際に眠っている時間なので、寝床にいる時間はそれにプラス30分が目安になります。

鳥越　僕は、眠れないときはムリして眠らないです。起きちゃいます。起きてテレビを見ています。たとえば、海外で行われるテニスやゴルフの試合なんかは深夜の時間帯に放送しています。寝るつもりでいてもついプレイを見てしまうと、眠れなくなってしまって……。そういうときは、食事をしてそこからまた寝ます。結局、朝9時半ぐらいに目が覚めてということもあります。翌日に予定が入っていなければ、多少、朝寝坊したとしても許される年代ですから。

三橋　それは、リタイアしたシニアの特権ですね。

鳥越　僕も朝、8時半の新幹線に乗らないといけないときは、5時起きとか、そこから逆算して今夜は何時に寝ようというように、そのときそのときで、だいぶ違ってきます。

三橋　鳥越さんが素晴らしいのは、いろいろ試行錯誤して、いまのライフスタイルに合った睡眠を実践していることですね。

鳥越　僕は食事の中身もこだわっているし、睡眠もちゃんととるということを大事にしています。睡眠は、僕の生活の中で大事な要素なので、おろそかにはしていません。

睡眠がうまくいってないと、日常生活のいろんな場面での活動や仕事など全部に影響してきますから。睡眠時間は短くてもちゃんと深く眠れていれば、翌朝、パッと目覚めると、スッキリさわやか、「今日も快調だな」と（笑）。

三橋　気持ちいいですよね。

鳥越　これが大事なんですよ。目覚めたときの爽快感があるかどうか。たまに、寝床から出ても、頭がボーっとしているときがある。僕の場合は寝すぎたとき頭がぼんやりして、体も重くて動くのが嫌だなあと感じることが多いですね。

三橋　**いい睡眠のバロメーターは、起きたときの爽快感**ですが、女性の場合は、これが当てはまらないことがあります。というのも、女性は冷え性の方が多いので、朝の目覚めがいまひとつという人がいます。そういう人たちは、どこをバロメーターにするかというと、午前10時～12時のあいだの覚醒度なんです。脳がスッキリしているかどうか。その時間帯が最も脳が冴えているときなので、その時間帯に頭がぼんやりしていたり、体のだるさが残っているということであれば、睡眠のあり方を見直す必要があります。

鳥越　女性だけ？

三橋　男性でもそうだと思いますよ。最近は男性もわりと体が冷えている人が増えていますから。冷房の影響もありますが、加齢によって筋肉が落ちてくると、冷えが出てくるようになります。それで眠りが浅いという方は結構います。

鳥越　生活習慣だけでなく、環境に影響されるということですね。

三橋　睡眠の特徴としてもうひとつ忘れてならないのが、本人が自覚している眠りと実際の眠りには差がある、ということです。睡眠障害があるかどうかの検査には、「睡眠ポリグラフ」と呼ばれる脳波や眼球運動、筋肉などの動きを調べますが、データとなって現れる計測値と本人が感じている眠りには、差があるんです。ノンレム睡眠は、1段階から4段階まで4つのレベルがあります。1段階が浅い睡眠で、数字が大きくなるにしたがって、睡眠度が深くなります。たとえば、睡眠ポリグラフで「1段階」と判定されても、眠っているという自覚があるのは4割程度で、残り6割の人は眠っていないと思っている。

次の2段階では、さすがに眠っているという自覚がある人は、7、8割になりますが、2、3割の人は眠っていないと思っている。その差があるというところが睡眠のむずかしいところです。よくお年寄りで、本人が「眠れない、眠れない」と訴えても、家族が「おばあちゃん、さっきコタツで寝ていたよ」というのは、両方合っているのです。

鳥越　それは僕も経験がありますね。今日は眠れないなあと思っても、横になって目をつぶっていると、なんか寝ているんですね。だから僕は、できるだけ横になって体を休める。とりあえず、「眠れなくても体は休める」というつもりで、横になっている。そうすると、結構寝ているんですね。

三橋　布団の中で目を閉じて静かにして、ゆっくり腹式呼吸をしていると、やがて自然に眠れることが多いのです。ところが、不眠に悩む人の多くは、「このまま眠れなかったらどうしよう」「なぜ、私は眠れないんだろう」などといろいろ考え始めるので、頭が冴えてきて眠れなくなるのです。そういうときは、**一度、布団から出たほうがいい**。ラジオを聴いたり、軽く本を読んだりしているうちに、また眠気がきたら布団に入るといいですね。

鳥越　たいていはそうやって本を読んだり、テレビを観たりしているうちに自然に寝ています。ところが、体が要求しなくなると、これは「不眠症」という病気です。人間の体は健康ならば、たとえ眠れないときでも、一旦起きてテレビを観たり、本を読んだりして、再び眠気を感じたら必ず眠れるものです。いつもより時間が遅くなっても、翌日、そんなに慌てて起きなくてもいいという安心感があれば、どこかで眠くなって寝ちゃうものです。そういうふうに自然にまかせて、もちろん、自分の生活のスケジュールがあるので、それを考える必要がありますけど。早く起きなければいけないときは、ちゃんと早く寝て起きるし、明日は午前中何も予定がないという場合は、夜ふかししていても誰にも迷惑をかけないでしょう。眠たくなるのを待って寝ればいいのです。僕もＢＳ放送で映画を観ていて、「わあ、もう深夜の2時だ」と思って、そこから寝たりすることもあります。シニアになったら、自分のために自由に時間を使っていいんです。とくに女性の方は、朝寝坊に罪悪感があるようですが、そんなことは気にしないほうがいいですね。

暖色系の照明が眠りを誘う

三橋　照明ってすごく睡眠に影響するので、眠れないと悩んでいる方は、暖色系の光にするといいですね。

鳥越　僕は、寝るときは真っ暗にして寝ます。

三橋　**寝るときは真っ暗がいい**んですけど、寝る前、夕食以降ですね。お部屋の照明をフロアライトやスタンドライトといった間接照明を上手に利用して、**暗めの雰囲気にすると、**睡眠ホルモンと呼ばれるメラトニンがどんどん分泌されて、**眠気を強く感じるようになります**。メラトニンというホルモンはおもしろいホルモンで、セロトニンからつくられる。セロトニンは神経伝達物質で、気持ちを明るくしたり、やる気を高める物質。朝、太陽の光を浴びるとセロトニンが活性化するといわれています。セロトニンはトリプトファンという必須アミノ酸からつくられます。必須アミノ酸を多く含む食品は、肉や大豆、牛乳などのたんぱく質ですが、それだけではダメで、ビタミンB_6の助けが必要になります。そのビタミンB_6と、トリプトファンの両方を含んでいるのがバナナなのです。

鳥越　僕は毎日必ず、バナナを食べています。

三橋　バナナはおすすめです。

鳥越　糖質制限を始めて4か月ぐらいになるけど、けさ測ったときは66・1kgでした、大腸がんの手術をする直前がいちばん重くて、70kgはありましたね。いまは65か66kgが僕のベスト体重で、4キロやせたら、お腹はひっこみました。

三橋　体の軽さや脳の冴え具合は違いますか。

鳥越　トレーニングをやった日は睡眠がちゃんととれます。年をとるほど、運動の大切さを痛感します。

三橋　その通りです。

鳥越　年をとると意識しないと運動量が減ります。ですから、シニア世代は運動がとても大事です。いちばん簡単でお金がかからないのはやはり、ウォーキングです。ただし、ダラダラ歩きではダメです。大股でスッスッスッと歩かないと。歩き方の基本は、かかとから着地し、親指の付け根の母指球で蹴る。かかとと母指球をいつも意識しながら歩いていると、だんだんそういう歩き方ができるようになります。正しいウォーキングのやり方は56ページに紹介してあるので、ぜひ参考にしてほしいですね。

三橋　1日1万歩が目安でしょうか。

鳥越　それはちょっときついですね。適切な量は人によって異なります。年をとってくると1人ひとり、みんな違ってくる。ひざが悪い人、足首や腰が痛い人というように、下半身の関節に何らかの故障をかかえている可能性が高いのです。若いときに、ハードなスポーツをやった人は、年をとってから関節を痛めている人が結構多い。体育会系のスポーツをやっていた人は、体が丈夫だし、筋肉もついて一見よさそうに見えるんだけど、人生全体でみると、そういう人はひざに代表される下半身の関節を痛めていることが多いようです。僕は幸い、若いときにスポーツをやっていないので、腰以外は問題ないですね。

三橋　体がやわらかいということが非常に大事で、**よく眠れていない人は体が硬い**人が多いんですよ。

鳥越　体の硬さも睡眠に関係しているんですか？

三橋　赤ちゃんのときはみんなゆるゆるで、やわらかい。だんだん固くなってくるというのが、年をとるということでもあるんですけど、鍛えるのが難しい人は、ストレッチを自宅でやるのはとてもいいことだと思います。

鳥越　僕は寝る前にスクワットをやっています。10回もやると効果てきめん。コツは骨盤を下げて、お尻をつき出すようにして腰をしっかり下げます。これだけで、太ももはパンパンになりますね。

そば殻の枕じゃないと眠れない

三橋　寝具や枕などへのこだわりはありますか。

三橋さんおすすめの枕&パジャマ

トゥルースリーパー cero〈セロ〉ピロー

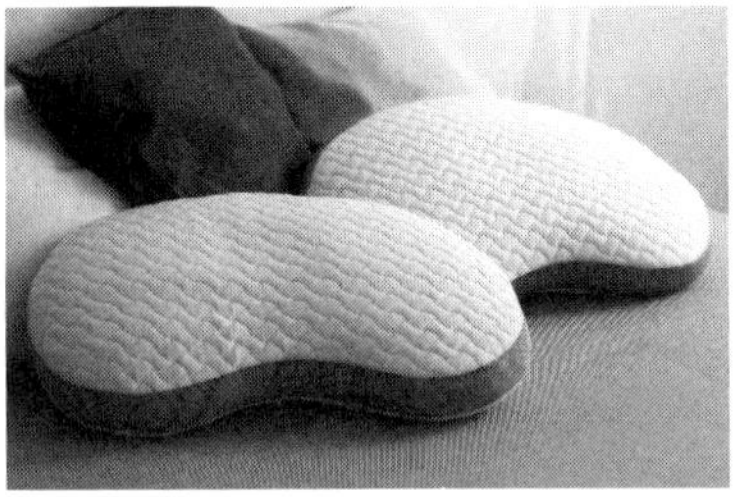

通気性のある網状層を使用し、適度な弾力で寝返りしやすい枕。真ん中は頭の収まりがよく、両側は高くなっているので横向きが楽にできる。高さ調節シートを抜けば、簡単に低くできる。
http://www.truesleeper.jp/

スマートフィットピロー

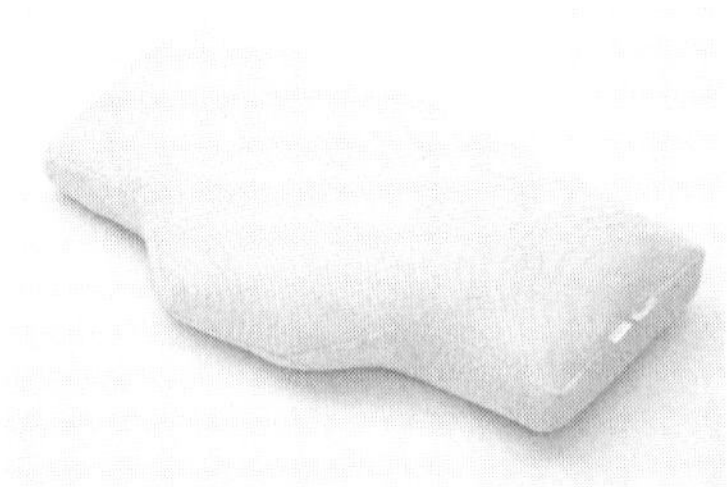

どんな寝返りも受けとめる、ゆったりとした幅広サイズの枕。ショルダーサポートが肩の下からしっかり支えるので、安心感がある。高さ調整機能シート2枚付き。
http://intime.paramount.co.jp/item/pillow/

パジャマル

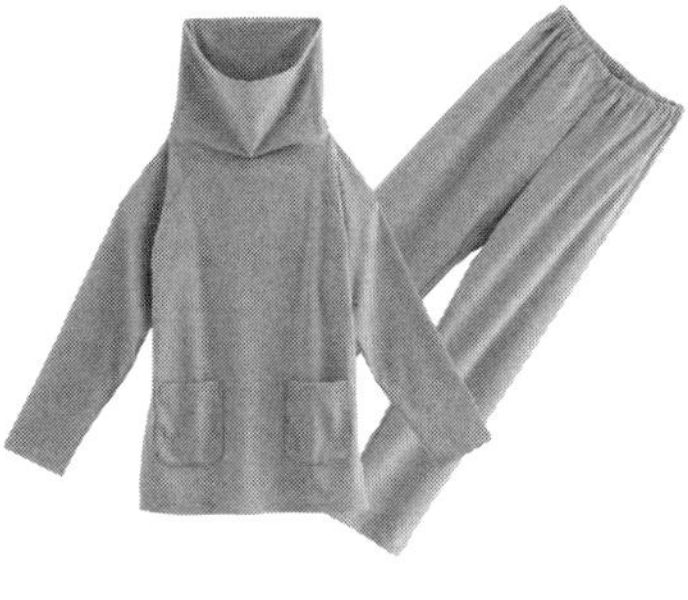

大きなタートルネックで、首や肩との間に十分な空気層をつくり保温。自分の寝息を自然に首元に送り込んで、首や肩がポカポカに。冷えが気になる方におすすめ。
http://www.shop.salaf.jp/products/list.php?category_id=4

鳥越　枕にはこだわっています。ホテルの枕がふわふわで僕には合わない。とても眠れないので、ホテルに泊まったら、部屋に備えてあるバスタオルで硬さを調整しています。バスタオルを枕の下に入れて、ある程度の硬さを保って寝ています。

三橋　ご自宅ではどんな枕を使っていらっしゃるんですか。

鳥越　そば殻入りの枕を使っています。寝るとだんだん形が崩れてくる。毎晩、形を直してきれいに整えてから寝ています。それが僕の寝る前の儀式になっている。それをちゃんとやって寝ますね。

三橋　枕の高さも好みがありますが、一般的に**スリムな体型の人は**、寝具と頭のあいだの隙間が少ないので、**低めの枕がおすすめ**です。**がっちり体型の人は**、隙間が大きいので、**少し高めを選ぶといい**でしょう。よく、「硬いマットは腰にいい」と思っている方がいるんですけど、そういう人は枕が高すぎて、かえって体への負担がありま す。枕の高さと敷寝具、マットレスの固さというのは、上手にバランスをとる必要がありますね。いまは百貨店の寝具売り場のように、トータルでアドバイスをしてくれるところが結構増えているので、枕だけとかマットレスだけとかじゃなくて、枕とマットレス、あるいは敷寝具を一緒に選ぶといいですね。眠りの質は、寝具にも影響されますので、どうも眠りがイマイチと悩んでいる人は、睡眠環境・寝具指導士などの資格を持っている人に相談してみるのもひとつの方法です。

鳥越　健康寿命は、食事と運動と睡眠の3つが大事です。元気で長生きしたかったら、睡眠の質を見直すことがいかに重要かが、三橋さんとお話しして再認識させられました。ちなみに僕は、寝るときは世界中から集めたぶかぶかのTシャツとパンツ姿。あまり人には見せられませんが、体を締め付けないので、心地よく眠れます。自分にとって快適に眠れるスタイルを見つけることも、いい睡眠につながると思いますね。

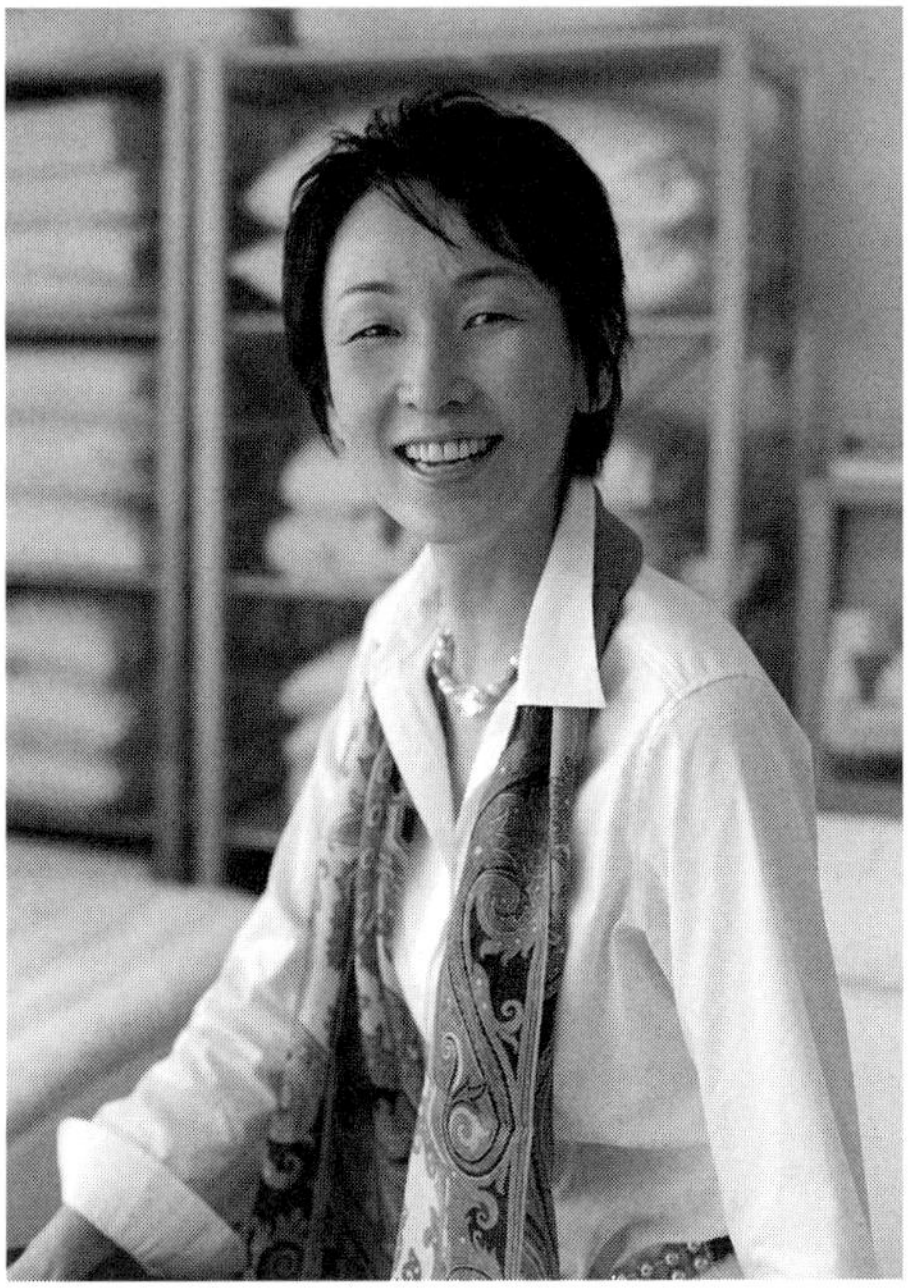

〈対談者〉

三橋美穂●みはし・みほ

快眠セラピスト・睡眠環境プランナー。愛知県岡崎市出身。寝具メーカーの研究開発部長を経て2003年独立。

心の環境、体の環境、睡眠の環境を整えることが快眠の3つの柱と考え、睡眠とストレス、食事、色彩、体操、呼吸法、寝具などとの関わりについて研究。睡眠のスペシャリストとして多方面で活躍中。

近著に『脳が若返る快眠の技術』(KADOKAWA)、『驚くほど眠りの質がよくなる　睡眠メソッド100』(かんき出版)、『ニャンともぐっすり眠れる本』(主婦の友インフォス情報社)ほか、『おやすみ、ロジャー魔法のぐっすり絵本』(飛鳥新社)の日本語版監修も手がける。

第5章

がんを〝友〟として生きる

がんは若い女性のほうが危ない⁉

僕はがんを発症しました。そこで、この章では、がんについて考えてみたいと思います。

みなさんは〝がん〟について、どんなイメージを持っていますか。なんとなく60歳以上の高齢者に多い病気と思っていませんか。僕ががんになったのも65歳のとき。でも、それが当てはまるのは男性であって、女性の場合はちょっと違います。

何が違うかというと、がんになる年齢が、女性の場合は比較的若いということ。たとえば、記憶に新しいところでは、元女子プロレスラーでタレントの北斗晶さん（49歳）や、元おニャン子クラブで女優の生稲晃子さん（48歳）、歌舞伎俳優の市川海老蔵さんと結婚したフリーアナウンサーの小林麻央さん（34歳）などが**「乳がん」**を公表しています。

この3人に共通するのは、30代、40代の〝女性の働き盛り〟に発症しているということ。この年代の女性の多くは、仕事と家庭、そして子育てと、日々頑張っているのではないでしょうか。

実は、この年代の女性たちは、子どもや家庭のことが第一で、つい自分のことは後回しになってしまいがち。ちょっと体に異常を感じても、「まさか、この年でがんになんてならないわ」「病院へ行く時間がない……」と、素人判断をしてしまうのです。

僕も便器が血で真っ赤に染まっているのに、「これは痔に違いない」と、一瞬ですけど、思った経験があります。

乳がんに話を戻しましょう。すべてのがんのうちで、日本女性に最も多いのが乳がんで、今日では〝12人に1人〟がなるといわれています（人口動態統計2015年「厚生労働省大臣官房統計情報部編」より）。

その乳がんを発症する年齢は、30代から徐々に増え40代後半でピークを迎え、その後はほぼ横ばいで、60代でやや増えてからなだらかに減っていきます（独立行政法人国立がん研究センターがん対策情報センター『年齢階級別乳がん罹患率』より）。

欧米では60代が発症のピークともいわれているのに、日本では30代、40代で乳がんになる人が多いのです。しかも、その発症年齢が低下傾向にあり、20代や30代前半で乳がんになる人も増えているのが現状です。

さらに、若い女性に増えているのが、子宮の入り口あたりにできる**「子宮頸がん」**です。このがんの大半はヒトパピローマウイルス（ＨＰＶ）に感染するのが原因で、ＨＰＶはセックスで感染するウイルスといわれています。つまり、性体験のある女性なら誰でもこのがんになる可能性があるというわけです。

セックスとがんが関係あるなんて、みなさん、ご存じでしたか？　しかも、初体験の低年齢化にともなって、子宮頸がんの発症年齢も低下し、最近では20～30代で発症する人が増えているそうです。出産年齢のピークは30代前半であり、子宮頸がんの発症年齢のピークと重なっているとのこと。実際に、妊娠しているかどうかを調べるために婦人科を受診して、子宮頸がんが見つかったという例もあると聞きます。20～30代の若い女性に、この事実を知ってもらいたいと僕は切に思います。

女性の場合は、「若いからがんにならない」ではなく、「若いからこそ危ない」と認識を改めるべきです。

そして、**年齢に関係なく、がん検診を受けてほしい**のです。というのも、先進国の中で、**がんで亡くなる人が増えているのは日本だけ**といわれています。なぜ、日本が増えているのか、ほかの先進国との違いはどこにあるのかというと、**がん検診の受診率の差だ**といわれています。

ＯＥＣＤ（経済協力開発機構）が発表している「がん検診受診率の国際比較」で見てみると――。

まず乳がん検診の受診率ですが、最も高いアメリカの80・４％に対し、日本は半分以下の36・４％です。ちなみにお隣の韓国でも74・１％と非常に高くなっています。

子宮頸がんの場合は、最も高いのがアメリカで85・０％、次いでドイツの78・７％、韓国は68・７％。それに対して日本の受診率はというと、37・７％にすぎません。

ただ、北斗さんが自らの乳がんをブログで公表した際に、「乳がん検診を受けましょう」と呼びかけたことで、乳がん検診への関心が高まり、受診する人が増えたそうです。日本の女性も「20歳になったら、乳がんや子宮頸がんの検診を受ける」ことが

「がん検診受診率」の国際比較

●乳がん

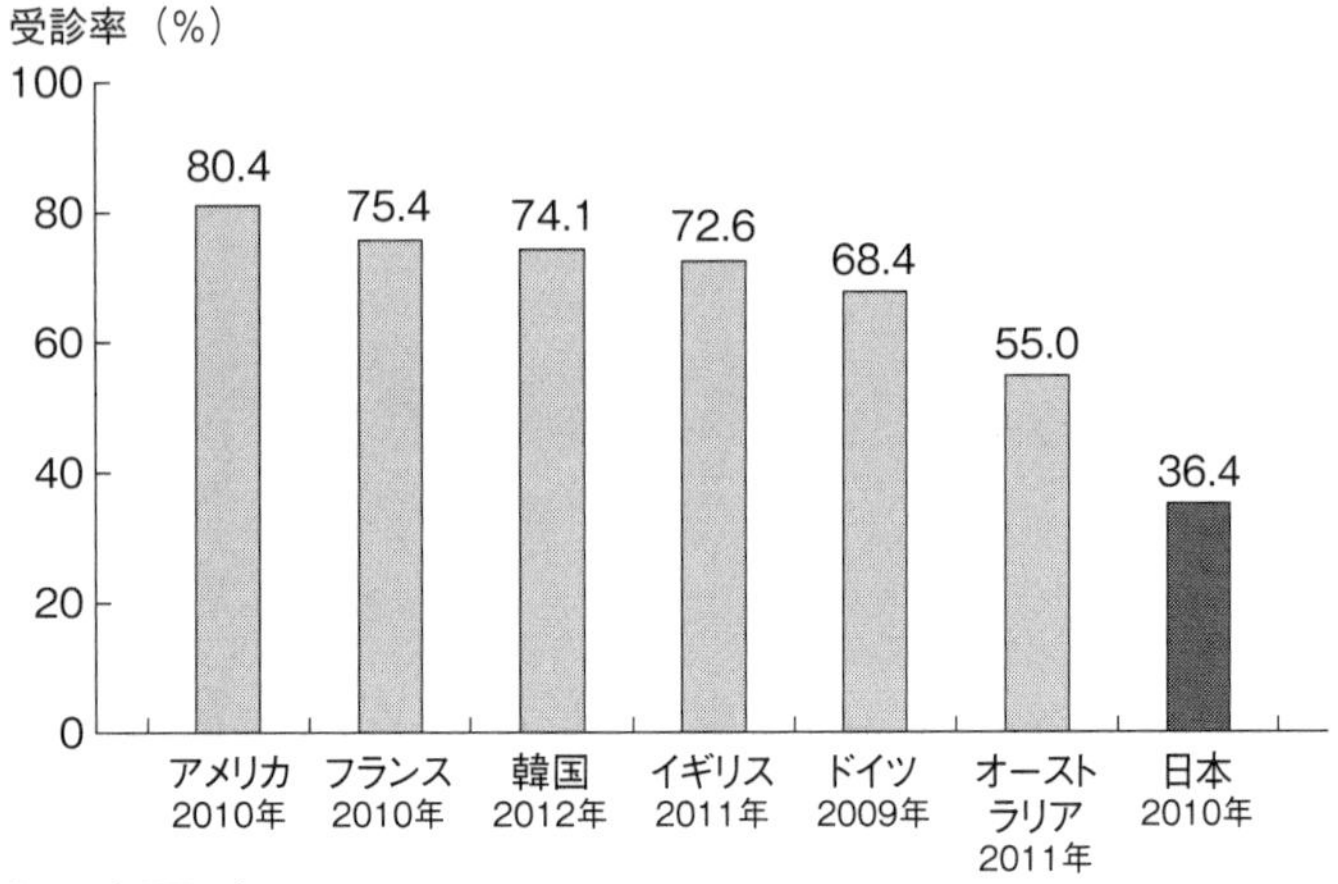

●子宮頸がん

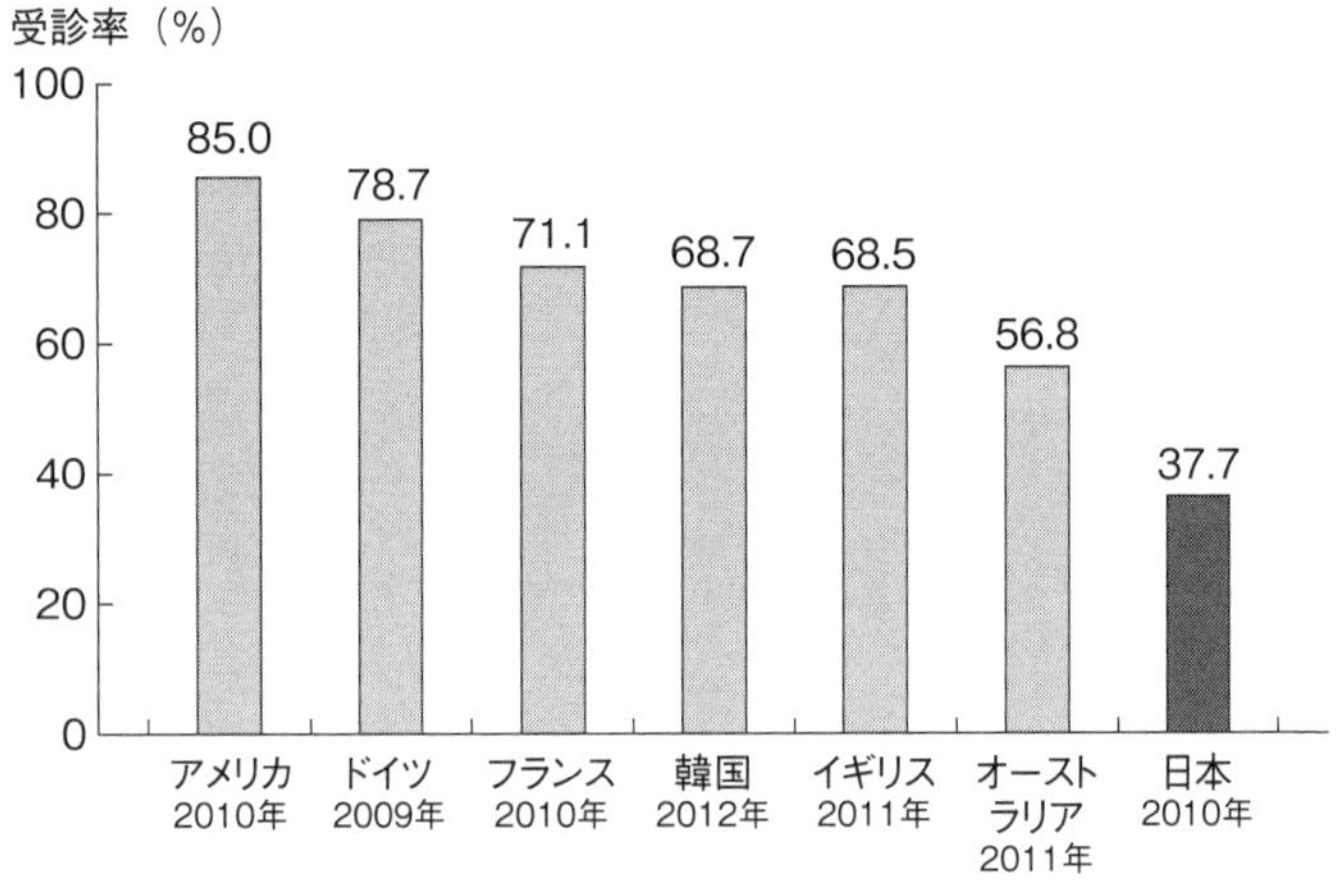

資料：OECD, OECD Health Data 2013, June 2013.

常識になるといいと思います。

「10年生存率」で見えてくるがんの傾向

幸いなことに、乳がんと子宮頸がんは早期発見で適切な治療を受ければ、良好な経過をたどり、長生きできる可能性は高いのです。

従来、がんが治った目安とされていた「5年生存率」ですが、最近は医学の進歩によって長く生存する人が増えてきたことから、2016年1月に「国立研究開発法人国立がん研究センター」から日本で初めて**「10年生存率」**が発表されました。

これは「全国がん（成人病）センター協議会」に加盟の北海道がんセンターから大分県立病院までの32加盟施設で、1997年から2007年までに診断治療を行った約40万症例を分析したもの。がん患者全体から集計したものではないので、多少は実態との誤差があるかもしれませんが、がんの傾向を知るうえでとても参考になるはずです。

乳がんの「10年生存率」は、80・4％（「5年生存率」は92・9％）、子宮頸がんのそれは73・6％（「5年生存率」は75・1％）と、素晴らしい数値です。ただ、乳がんの場合、10年、20年後に再発する可能性があるといわれているので、油断はできません。

乳がんや子宮頸がん以外のがんはどうでしょうか。すべてのがんの「10年生存率」は、58・2％ですから、治癒率はほぼ6割といえます。そして、生存率の高いほうからABCDEと5つに分けて表すと次のようになります（カッコ内は生存率）。

●Aランク（90％以上）＝甲状腺がん（90・9％）

●Bランク（70％以上90％未満）＝前立腺がん（84・4％）、子宮体がん（83・1％）、乳がん（80・4％）、子宮頸がん（73・6％）など

●Cランク（50％以上70％未満）＝大腸がん（69・8％）、胃がん（69・0％）、腎臓がん（62・8％）、卵巣がん（51・7％）など

●Dランク（30％以上50％未満）＝肺がん（33・2％）など

●Eランク（30％未満）＝食道がん（29・7％）、胆のう胆道がん（19・7％）、肝臓がん（15・3％）、膵臓がん（4・9％）など

こうしてみると、10年という長いスパンで見た「治りやすいがん」「治りにくいがん」が一目瞭然になりますね。僕が患った大腸がんはCランクで、治るとも治らないともいえないような微妙なところ。まあ、やや治る確率のほうが高いといえます。

で、ワーストは膵臓がん。これは医者が最も恐れるがんといわれています。

がんとは一生付き合っていく！

10年生存率はさておき、現在がんが治った目安といわれる「5年生存率」ですが、実は僕は大きな思い違いをしていました。がんと診断されて、最初の手術を受けてから5年だと思っていたんです。

僕が「大腸がんのステージⅡ」と診断され、腹腔鏡手術でがんを摘出したのは2005年のこと。ここから5年経てば、「5年生存率」はクリアしたことになると思い込んでいたのです。

ところが、僕は肺と肝臓に転移しましたから、主治医から**「最後の手術を受けてから5年経過」しないとクリアしたことにはならない**と指摘されたのです。肝臓の手術を受けたのが2009年のこと。2014年にようやく無罪放免になりました。

僕は長年、新聞や週刊誌の記者などで報道に携わり、人様の生き死にや、幸・不幸、喜びや悲しみなど、極めてプライベートな部分にまで踏み込んで、社会に伝えてきたという自負とともに、心のどこかで胸がチクリとするような痛みも感じていたのです。

さらに今回のあるタレントの不倫騒動のように、他人のことは容赦なく徹底的に報道するのに、身内や自分のことになると知らん顔を決め込む日本のメディアの身勝手さに、「そうじゃないだろう」という違和感を抱いていました。それで、僕は自分自身ががんとどう向き合ったのか、手術だけではなく心の動きまですべてをオープンにすべきだと考えたのです。

それと同時に、番組を休む理由を視聴者のみなさんにごまかしたくないという思いがあって、当時、僕がコメンテーターをつとめていた『スーパーモーニング』でがんを公表しました。その一方で、長年一緒に仕事をしてきたディレクターに頼んで、入院から手術、退院まですべてを映像で記録してもらいました。のちにその映像は編集されて、「がん病棟」として番組化され、2011年には闘病体験をまとめた『がん患者』（講談社）も出版することになりました。

ここで2005年に時計の針を戻して、おおまかに僕のがん闘病の様子を振り返ってみたいと思います。

大腸がんが見つかったのは、いまから11年前の2005年のこと。トイレに行ったら血便が出たので、嫌な予感がして受診したら、まさに「ビンゴ！」で、大腸がんが見つかりました。

すぐに腹腔鏡手術で直腸を約20センチ切除。1年3か月後に左の肺に転移が見つかり、7か月後には右の肺にも腫瘍（良性だった！）が見つかったのです。ともに胸腔鏡手術で腫瘍を切除しました。この肺に転移がわかった時点で、僕の大腸がんはステージⅡではなく、がんが最もすすんだ状態のステージⅣに変わりました。

どうやら肺の手術は無事すんだし一息つけるかと思ったところが、翌2009年に今度は肝臓にも転移していることがわかりました。

一般に大腸がんの転移ルートは2つあります。ひとつは、下大静脈（下半身の血液を集める本幹で、腎静脈と肝静脈と合流し、横隔膜を通って右心房に注ぐ静脈）の血流に乗って心臓から肺へと向かうルート。肺に入ると、微小ながん細胞は毛細血管に引っかかって、そこで止まる。これがやがて肺の中で増殖してがんとなるのです。

もうひとつのルートは、門脈（胃や腸、胆のうなどの消化管を流れた血液が集まって肝臓に注ぐ部分の血管のこと）の血液に乗って肝臓に運ばれ、そこで増殖してがんとなります。

この2つのルートでがん細胞が血流に乗って運ばれるために、大腸がんは肺と肝臓に転移しやすいのです。

さて、門脈ルートで運ばれた微小ながんが肝臓へ運ばれ、わずか3年のあいだに大きく増殖していたことになります。今回は腹腔鏡手術ではなく、約38センチもお腹を切り、肝臓のがんなど70グラムを摘出しました。ですから、2005年から2009年までの4年間で大腸、左肺、右肺、肝臓と、4回の手術を受けたわけです。

しかも、最初の大腸がん手術後の約3年間、僕は再発・転移を防ぐために抗がん剤も服用しました。よく抗がん剤は副作用で苦しむといいますが、僕の場合、まったく副作用はありませんでした。当時、免疫力を高めるために漢方薬も飲んでいましたから、その効果だったのか、体質なのかよくわかりません。それこそ、髪の毛一本抜けることはなかったのです。

副作用がないということは抗がん剤が効いていない証拠だと指摘した先生もいました。また、抗がん剤が効いていたから、肺へ転移したがんの成長がゆっくりだったのではないかという先生もいますが、果たしてどちらの説が正しいのか、いまでも僕にはわかりません。

「がんになったらどうなるのか」好奇心のほうが勝っていた！

僕は元来、人一倍好奇心の強い人間で、がんと告知されたときも、うろたえるというより、むしろ、「がんになったら、どうなるの？」という好奇心のほうが強かったのです。

どこか、冷静にがん患者としての自分自身を、取材対象として客観的に見ており、

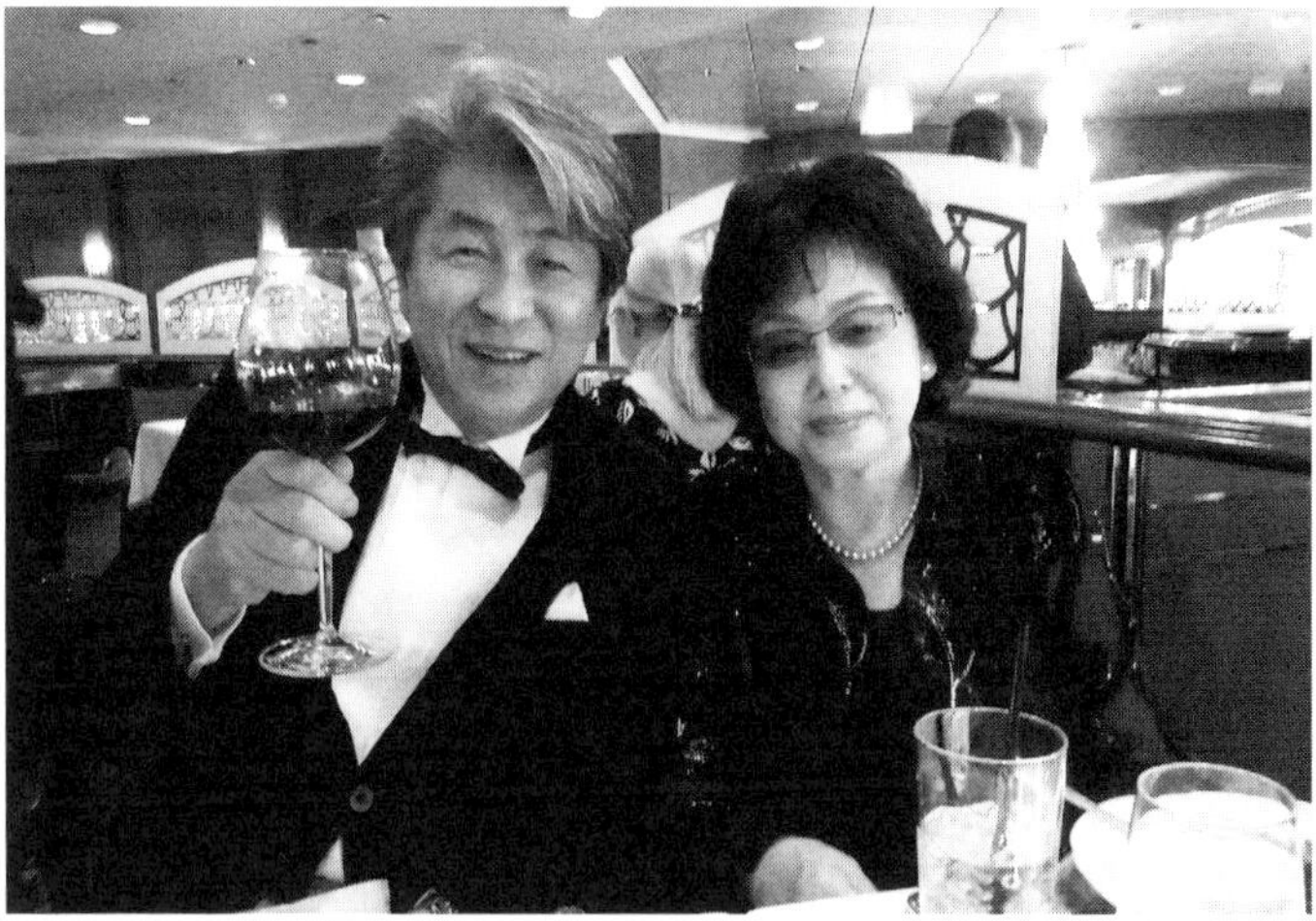

夫婦2人でのんびりと海外のクルージングの旅を楽しむ。妻の博子さんとディナーはドレスアップするなど、船旅を満喫した。

いずれは闘病体験を本にまとめようと思っていました。自分自身に執筆のゴーサインを出したのは、「5年生存率」（と勝手に思っていたが、勘違い）をクリアしてからでした。本を書くにあたって、改めて医師や家族に取材しました。

そこで初めてわかったのですが、最初の大腸がんの手術後、執刀医から「リンパ節への転移はありませんでしたが、がんが腸管を飛び出している。腹腔内に散らばって転移する可能性もある」といわれたそうです。それを聞いた2人の娘たちは、「パパが死んじゃう」と泣いたと告白してくれました。

でも、がんになって改めて、女房の存在の大きさに気がつきました。二人三脚で生きてきましたから、そばにいてくれるだけで、がんと闘う大きな支えとなってくれました。

最後に肝臓の手術を受けてからすでに7年がたちますから、「5年生存率」は一応クリアです。でも、がんが治ったかというと、一度がんになった体ですから、またどこかにがんができないとも限らない。そういう意味では、がんとは一生付き合っていかなければならないと思っています。

医療者と患者のあいだには溝がある

いま、振り返ってみると、手術そのものより、回復期のほうがつらい思いをしました。回復期にはさまざまな生理現象が起こります。そのひとつが〝ぜん動痛〟です。

大腸の手術の際、術後の十日間は絶飲食です。その間、小腸は休んでいます。術後は体が回復してくるにしたがって、食事も重湯から五分粥、全粥へと変わっていきます。当然、小腸が働き出してくると、小腸のぜん動痛が起こるんです。

こちらはがん患者としてはビギナー（!?）ですから、そんなこと知る由もないし、夜も眠れないぐらいお腹が痛くて、不安になってくるわけです。医師や看護師に痛いと訴えると、「その痛みはぜん動痛で病気ではありませんから、我慢してください」と冷たく言い放つだけです。

事前にちゃんと説明してくれれば、「これがそういうものなんだな」と納得する。医師や看護師は病気になったことがないから、患者の心や不安がわからないのでは？と内心では毒づいていました。

いちばんつらかったのは、導尿カテーテルの再挿入です。二度目の手術後、麻酔から覚めると下半身に違和感がありました。それで、看護師にいうと「いいですよ、取りましょうか」といって、導尿カテーテルを外してくれました。

やれやれ、不快な思いから解放されたと思ったのは、こちらの早とちりで、手術後の痛みをやわらげるために、背中に入っている硬膜外麻酔の点滴によって膀胱の神経が麻痺して、自力での排尿ができないのです。それを知らなかったために、再挿入ということになりました。

尿道より太いカテーテルを麻酔なしで挿入するわけですから、その痛みは、いま思い出してもまるで拷問のようです。しかも、男性の尿道は、女性の4センチに比べ15センチと長い。カテーテルが膀胱に入るまでその痛みに耐えないといけない。もうあの痛みは二度と経験したくないですね。

がんになって変わったことは、自然がいとおしく感じられたこと

がんになって変わったことは、自然をいとおしく思うようになったことです。昔は、

桜が咲いていても、「ああ、咲いているな」としか思わなかった。いまは「桜の花のなんと美しいことか」というように、ものごとを見る目、感じ方が深くなった気がします。

また、生活ではとくに食べ物に気を遣うようになりました。たいていは自宅で食べます。魚やブロッコリーなどの野菜を多く摂るように心がけ、肉なら鶏肉か豚肉。牛肉はたまに食べるくらいです。

酒は、以前はビールをよく飲んでいましたが、いまはノンアルコール、糖質ゼロのビールです。

実はがんになったとき、「自分に残された時間はどれぐらいあるのだろう」とふと考えるようになりました。誰でも年をとると、「残りの時間」を意識するようになりますが、病気により**「限りある命」であることを痛感**したのです。

最近の僕は、まずジムのスケジュールを決めてから、仕事を入れるという具合です。がんになってから確かに3倍ぐらい忙しくなりましたが、後期高齢者の仲間入りをしてからは、健康管理が第一で、仕事は二番目になりました。

いま一番の楽しみは、孫と遊ぶことです。孫は男の子で「りう」という名前です。りうが生まれたのは、私が最後の手術をした一か月後でした。

そういうと「運命のようなものを感じませんか？」とよく聞かれますが、そんなことはなく、印象深いことと思う程度でしょうか。ただ、りうの年齢が、僕のがん卒業の年数というのは、それだけ孫との強い絆を感じています。

がんの〝おかげ〟で健康になれた

僕はがんになってよかったと思っています。「負け惜しみじゃないか」と思う人もいるかもしれません。決して負け惜しみではないのです。もし、**がんにならずにいたら、僕はもっと早くに死んでいたかもしれない**と思うことがあります。

テレビやラジオに出演したり、大学教授としての授業や地方での講演など、多忙に加え、不規則な生活、外食や栄養バランスの偏った食事など、あまりに自分の体を酷使してきたと思います。なにより、子どもの頃に野球や柔道をちょっとかじった程度で、長じて大学では運動といえば「学生運動」ぐらいしかやらなかった。

それががんになってから、離れて暮らしていた女房と一緒に暮らすようになり、体を気遣った食事をつくってくれるし、次女は孫のりうを連れてしょっちゅう遊びに来てくれるようになりました。

りうと一緒に過ごしていると、本当に楽しい。僕は、りうとは男対男の大人同士の付き合いをしようと心がけています。

りうが成人になるのは、十数年先のこと。それまで生きていられるかどうかは、天のみぞ知る、です。

僕がジムで筋トレをするのは、「僕のおじいちゃん、格好いい」と孫に思われたいという気持ちもあります。僕は人生の先輩としてりうに何か残してあげられるとしたら、「一緒に過ごした時間」の愉しさだと思っています。

孫がかわいいのは、親としての責任を果たさなくていいからで、ただかわいがればいい。それは、全面的にひとりの人間としてりうの存在を認めてあげ、居場所をつくってあげることではないかと思っています。まあ、理屈なしに孫はかわいい。愛されて育った人間は、自然に人を愛するようになる……と、僕は思っています。

葬式でわかった父の本当の姿

人は亡くなってからじゃないと、真価はわからない――。

つくづくそう思ったのは、葬儀で僕が知らなかった父のもうひとつの顔を目の当たりにしたからでした。

僕は長いこと、父親を「反面教師」として見ていました。「ああはなるまい」と心の弱い父のことを嫌っていました。

父の実家は、製粉業を営む裕福な家でした。父はその次男に生まれました。家業を継ぐために進学をあきらめた長男とは違って、学業に優れていた父は京大経済学部に進学しました。そこで、合唱団に入り男性合唱で頑張ってきたのですが、3年生になって責任者になると、団員の数が少なく、存続の危機を迎えたのです。

そこで父は、大学の外部から女性の団員を募って男女混声合唱団にしようと考えました。さっそく、京都市内の声楽家の先生を訪ね、協力を要請したようです。その先生は、「決して色恋沙汰は起こさないように」という条件を付けて、協力を約束してくれました。

ところが、その約束を真っ先に破ったのは父でした。声楽家として将来を嘱望されていた、当時、旧・京都府立京都第一高等女学校（現・京都府立鴨沂《おうき》高校）に通っていた19歳の僕の母に一目ぼれしてしまったのです。大学を卒業して大手企業の本社に就職が決まってからプロポーズし、周囲の反対を押し切って結婚してしまいます。

ここまでは恋に一途な青年といった感じで、僕はその行動力を素晴らしいと思います。京大出で一流企業に入社した父は、まさにエリートコースを歩もうとしていたはずです。ところが、いざ社会に出ると、一転して大きく暗雲が垂れ込めてきます。

というのも、赴任地は札幌の鉱業所。知らない土地で慣れない仕事、そして、職場の人たちからはよそ者扱いされ、なかなか打ち解けられない。そんな生活をつづけているうちに、神経が参って対人恐怖症になってしまったのです。

症状はひどくなる一方で、ついに仕事をつづけられなくなり、生まれ故郷の九州に戻ったのです。実は僕が生まれたのは、九州帝国大学医学部付属病院（現・九州大病院）の産婦人科。なぜ、その病院だったかというと、神経を病んだ父が入院していたからだったようです。

その父が、1990年に肝硬変で73歳で亡くなる直前に、自伝を出版していました。その本の中に、僕が生まれた日の父の本音が吐露されているのです。それを少しだけ引用すると――。

「嵐の夜、付添もいず、妻はひとりつらい思いでお産をしたのだった。（中略）長男俊太郎はこんなわびしい祝福されない状況で生まれた。開けて14日、知らせを聞いて、私は産院に駆けつけた。私も父親になった。憂鬱に閉ざされた心の中に名状しがたい感動がわいた。（中略）私のような人間にならないでくれと心の中でつぶやいた」

その後、父は浄土真宗の親鸞上人に帰依したり、終戦直後は一時期、社会や政治活動にのめり込んだ時期もありました。

神経が繊細で不器用な父だったのですが、晩年は福祉活動に熱心に取り組んでいたようです。父が運営委員長を務めていたひかり共同作業所の障がい者のみなさんが、父の葬儀に参列してくれて、懸命に弔辞を読んでくれました。

その姿を見たときに、初めて父の本当の姿を見たような気がしました。自分より立場の弱い人たちへ温かい支援の手を差し伸べていたのです。決して、弱い人ではなかったと。いまは、そんな父を尊敬しています。

ただ、父を支えてきた母は、たいへん苦労したと思います。葬儀の夜、母は僕にポツリと本音を漏らしました。「私は、お父さんがいつ自殺するかとハラハラしながら生きてきたのよ」とね。

でも、母は知らない土地で、子育てをして、その後はママさんコーラスを指導していく中で自分の居場所をちゃんと築くことができました。繊細だった父と違って、母の神経は太かったのでしょうか。いえ、5人の子どもを生み育てていくうちに、「女は弱し、されど母は強し」を地で行ったのかしれません。まあ、楽天的な性格だったのです。

実は僕の中には、繊細な父のDNAと、この母の楽天的なDNAの両方が受け継がれているんです。

父から学んだことは、「人間は亡くなってからじゃないと真価はわからない」ということ。嫌いだと思っていた人にも、人間として尊敬できるような素晴らしい一面があるかもしれません。人間とはそういう多面的な生き物なのです。

がんは恐るるに足らず

いまでも「体調はいかがですか」とよく聞かれます。僕の体を気遣ってのことと感謝しつつも、僕の場合、がんの後遺症はまったくありません。これはすごく運がよかったんだと思っています。抗がん剤の後遺症や、手術後、生活の質が落ちたという人もいるかもしれません。その点、僕は幸いなことに、**まったく後遺症もなく、むしろ、がんになる前より体調はよくなっています**。70歳から始めた筋トレのおかげかもしれません。また最近始めた「糖質制限」の食事の影響もあると思います。

確かにがんは手術で一時的に体重が落ちます。しかし、傷の回復とともに、また体は元に戻ります。

最近の手術は、内視鏡や腹腔鏡などで行うことが増えていますから、お腹を切ることはありません。数か所穴を開けて、がんを取り除くというのが外科手術の主流になっています。体への負担は少ないですから、手術の翌日から歩き、1週間ぐらい、長くても約2週間で退院できます。

僕の場合、大腸は腹腔鏡で、肺は胸腔鏡で手術しています。ただ、最後の肝臓のときは開腹手術でした。そのために、傷がふさがって体が回復するまで多少時間がかかりました。しかし傷が癒えれば、生活していくうえで不便があるというわけではありません。

実はがんになっても適正に対処すれば、その後の日常生活を送るうえで不便を感じたことも、何ら行動を制限されたということもありません。

体への影響といえば、僕は**がんより加齢のほうがたいへん**だと実感しています。がんは臓器や組織の一部に腫瘍ができただけ。それを手術で切除してしまえば、体は元に戻ります。手術で患部を切った当初はちょっと不自由しても、時が経てば傷も治り、元の生活に戻ることができます。そして、下半身を中心に体を鍛えているせいか、体調はすこぶるよくて、いまやがんは恐るるに足らずです。

「天寿がん」も夢じゃない

年をとってくると老人性の肥満というか、顔だけではなく全体的にぽっちゃりして、贅肉がついている人が多いでしょう。僕はそうなりたくないと思っています。美意識の問題です。生きるうえで僕は、美意識をとても大切にしています。だから「糖質制限」を実行しています。

タバコは28歳で止めました。僕らの時代はたいてい大学に入ってから吸い始める人が多かった。まあ、大学生になれば、タバコも吸うし、酒も飲むようになる。選挙年齢を18歳に引き下げるなら、18歳で成人とみなし、大人として酒もタバコも解禁する代わりに、罪を犯したら、少年法ではなくきちんと成人と同じように扱う。いま、選挙権を引き下げるだけというのはバランスが悪いと思います。ルールや規則を重んじるあまり、不寛容になっている人が増えているように思います。

日本人は昔から、〝お互いさま〟といって、みんなが少しずつ我慢して、円滑に社会生活を送っていました。子どもの声がうるさいという社会は、自らの未来を閉ざしているような気がします。それこそ、いい意味で「いい加減」に生きることが求められていると思います。がんの話に戻ると、何が原因でがんになるのか、本当のところは医師にもわかっていないのだろうと思います。

ただし、いくつかのがんでは、原因がはっきりしているものもあります。前述した子宮頸がんは、HPVに感染することで発症するがんです。同じようにウイルスが原因のがんには、肝臓がんがあります。B型肝炎やC型肝炎の原因となる肝炎ウイルスが、がんを引き起こします。また、胃がんはピロリ菌が原因といわれています。

それ以外のがんでは、因果関係はまだ明らかにされていません。ただ、喫煙はほとんどのがんに悪影響を及ぼすといわれています。しかも喫煙は、たばこを吸う本人だけでなく、たばこを吸わない周りの人にも健康被害を引き起こします。

昔から、がんを引き起こす原因として、いろんな俗説がありました。たとえば、おこげとか、熱いコーヒーとか。きちんと医学的に因果関係が証明されたものはまだありません。今後、発症のメカニズムが解明されて、がんが本格的に治る時代になるのは、おそらく、これから10年ぐらいかかるのではないかと思います。

がんの治療法もかなり進化し、いまは内視鏡や腹腔鏡、胸腔鏡といった体に負担の少ない手術法が開発されています。抗がん剤も、がん細胞だけを狙い撃ちにする分子標的薬の登場で、昔に比べてかなりの効果が期待できるようになっています。また放射線の分野でも陽子線とか重粒子線治療など、先端治療も開発されています。そういう意味では、10年前、20年前とは比べものにならないぐらい、がん治療は進歩しているといえます。

しかし、がんのすべてを完治させることができるかといえば、進行がんになると根治がむずかしくなるのは否めません。ただ、がんになってもQOL（生活の質）を保ちながら、長く生きられるようになってきていますし、実際に「がんサバイバー」の方も増えています。

がんになっても適切な治療と運動で長く生きられる、あるいはがんと共存しながら寿命を全うする、そんな**〝天寿がん〟の時代がもうすぐやって来る**かもしれません。

［著者紹介］

鳥越　俊太郎（とりごえ　しゅんたろう）

1940年３月13日生まれ。福岡県出身。京都大学卒業後、1965年に毎日新聞社に入社。大阪本社社会部、東京本社社会部、テヘラン特派員、『サンデー毎日』編集長を経て、1989年、同社を退社。その後、活動の場をテレビに移し、『ザ・スクープ』『スーパーモーニング』などで"ニュースの職人"として活躍。桶川女子大生ストーカー殺人事件など難事件を追い、その報道は高い評価を得た。調査報道の実績を評価され、2001年４月には「日本記者クラブ賞」を受賞する。2005年、大腸がんが発覚。肺と肝臓への転移が見つかり、４度の手術を受けるがその後寛解。現在はテレビやラジオ出演・講演などの活動を精力的に行っている。闘病のいきさつを描いた『がん患者』（講談社）、孫とのつき合い方を語った『祖父の流儀（ダンディズム）』（徳間書店）、仕事の美学について語った『君は人生を戦い抜く覚悟ができているか？』（日本実業出版社）など著書多数。

食べてよく寝て鍛えなさい

発行日――2016年９月10日　第１刷

著　者――――――――鳥越俊太郎
発行者――――――――清田名人
発行所――――――――株式会社　内外出版社
〒110-8578　東京都台東区台東4-19-9
電話 03-3833-2571（編集部）
電話 03-3833-2565（販売部）
印刷・製本――――――三秀舎

ISBN 978-4-86257-255-4